TOMA EL
CONTROL
DE TU
DIABETES

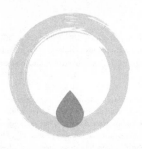

TOMA EL
CONTROL
DE TU
DIABETES

y revierte los hábitos que ponen en
riesgo tu salud y la de tu familia

....

DR. CARLOS A. AGUILAR SALINAS

Edición: Laura Paz

Grijalbovital

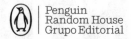

Toma el control de tu diabetes
Y revierte los hábitos que ponen en riesgo tu salud y la de tu familia

Primera edición: junio, 2023

D. R. © 2021, Carlos Aguilar Salinas

D. R. © 2023, derechos de edición mundiales en lengua castellana:
Penguin Random House Grupo Editorial, S. A. de C. V.
Blvd. Miguel de Cervantes Saavedra núm. 301, 1er piso,
colonia Granada, alcaldía Miguel Hidalgo, C. P. 11520,
Ciudad de México

penguinlibros.com

Índice

Introducción

La salud es un valor al que todos tenemos derecho. Se construye a diario, a partir de las decisiones intuitivas que tomamos bajo la influencia del ambiente a nuestro alrededor. Esto nos lleva a comprender que los padecimientos más comunes que enfrentamos en las sociedades occidentales de hoy son resultado de hábitos construidos en la infancia, perpetuados en la vida adulta y adoptados por personas que pueden llegar a tener una susceptibilidad genética para padecerlos. Desafortunadamente, la diabetes es uno de los principales ejemplos.

Comprender los eventos que determinan la aparición de la diabetes es indispensable para que puedas tomar acciones de control o prevención, según sea necesario. La diabetes es una enfermedad prevenible y tratable que no debería reducir la expectativa ni la calidad de tu vida; sin embargo, estamos hablando de una de las causas más comunes de muerte, discapacidad prematura y dependencia de terceras personas. Educarnos sobre salud, resolver las barreras que nos impiden llevar un estilo de vida saludable y usar oportunamente servicios médicos de calidad son opciones a las que todos deberíamos tener acceso inmediato para evitar que la diabetes cambie nuestro futuro. El libro que tienes en tus manos se diseñó con el fin de aportar información que necesitas para cuidar tu salud contra la diabetes, pero te será útil además para adoptar un estilo de vida saludable y sustentable.

Si bien el hecho de que los capítulos respondan preguntas en particular facilita la localización de cualquier apartado que sea de tu interés, te invito a leerlo completo y desde el principio. El capítulo 1 inicia con las razones para ocuparnos de la diabetes, seguido de las opciones que tenemos para conocer nuestro riesgo de padecerla, como es el caso de considerar la susceptibilidad genética, una cuestión identificable si analizamos los padecimientos presentes en familiares directos (en particular, padres y abuelos). Si entre ellos existe al menos una persona que vive o vivió con diabetes, te encuentras en riesgo.

El capítulo 2 te ayudará a tomar decisiones conscientes e informadas para revertir los hábitos que aceleran la aparición de la enfermedad; asimismo, identificarás las razones más comunes que pueden impedirte llevar un estilo de vida saludable y cómo resolverlas. Si sospechas que vives con diabetes o cuentas ya con un diagnóstico, los capítulos 3 y 4 serán tus guías para diagnosticar a tiempo el padecimiento y tomar el control de la enfermedad, tanto para manejar complicaciones como para evitarlas. Considera que una persona con diabetes es la principal responsable de su propia atención, en colaboración, claro está, con profesionales de la salud. La diabetes no es una enfermedad que se pueda resolver con una sola acción; su tratamiento requiere la suma de múltiples intervenciones, las cuales debes saber cómo incorporar a tu vida para que esta sea de calidad.

Se trata de una enfermedad con una prevalencia alta en México, que por tanto merma el bienestar de muchos, pero todos podemos contribuir a mitigar su impacto en nuestro país. En el último capítulo describo también algunos métodos que han demostrado ser de utilidad para ello a partir de programas comunitarios, destacando la necesidad de que la sociedad entera se involucre. Encontrarás además las historias de éxito de algunos de mis pacientes, evidencia de los beneficios que controlar la enfermedad tiene para tu salud y la de quienes te rodean.

La intención de este libro es ser un manual con información detallada que te acompañe a lo largo de una extensa vida, así que mantenlo cerca de ti; y dado que la diabetes es un padecimiento que puede presentarse en otros miembros de una misma familia, compártelo con ellos. Tú puedes ser un gran ejemplo para tus seres queridos y tu comunidad, demostrándoles que cambiar de hábitos sí es posible y sostenible a largo plazo. La prevención de la diabetes es responsabilidad de todos.

1

¿Qué es la diabetes?

Al abordar el tema de la diabetes es crucial tener presente que se trata de uno de los principales problemas de salud a nivel nacional y todos (afectados o no) debemos interesarnos en la enfermedad. Sin importar nuestro papel en la sociedad, todos podemos hacer algo para disminuir el impacto de la diabetes en México; ante la cantidad de personas que actualmente vive con diabetes y la enorme proporción de nuestra población susceptible de tenerla, la diabetes debe ser de interés general. A nivel mundial, la diabetes se considera uno de los padecimientos que contribuyen en mayor medida al gasto social de salud y es un determinante de pobreza,[1] pero su emergencia como un problema sociomédico en nuestro país es resultado de cambios sociales y económicos que dejaron al descubierto la susceptibilidad genética de un alto porcentaje de mexicanos.

Junto con las enfermedades cardiovasculares, es la primera causa de muerte en nuestro país. Es el padecimiento que origina incapacidad prematura, ceguera, insuficiencia renal y amputaciones con más frecuencia, y se encuentra entre las principales 10 causas de hospitalización en adultos. Sin tratamiento, su presencia resta ocho años a la expectativa de vida en promedio.[2] Sin embargo, ya que la proporción de la población afectada por el padecimiento (o en riesgo de estarlo) depende de factores modificables, la diabetes es *prevenible* y *controlable*, y su atención desemboca en una calidad y un pronóstico de vida similar al de las personas sin diabetes.

¿Cuántos tipos de diabetes existen?

La diabetes es un conjunto de padecimientos que tienen en común la existencia de concentraciones anormalmente altas de glucosa en la sangre que afectan a la mayoría de los órganos después de varios años. Las variantes más comunes de la enfermedad —diabetes tipo 2, diabetes tipo 1 y diabetes gestacional— tienen formas de presentación, tratamiento y pronóstico distintos.

En general, cualquier enfermedad que dañe el páncreas puede ser una causa de diabetes. El cáncer de páncreas, la pancreatitis, las secuelas de una cirugía de páncreas y el alcoholismo son las causas más comunes de daño pancreático. También existen enfermedades genéticas que incluyen diabetes entre sus manifestaciones o enfermedades asociadas, por ejemplo, el síndrome de Down, debido a la presencia de un cromosoma 21 adicional. Hay medicamentos también capaces de provocar hiperglucemia, como los glucocorticoides, utilizados entre otras cosas en el tratamiento para VIH y en trasplantes de órganos.

Existen enfermedades genéticas que alteran la función de las células beta —productoras de insulina— y se debe sospechar su presencia en personas que desarrollan diabetes antes de los 35 años y la enfermedad esté presente en tres generaciones consecutivas (abuelos, padres y la generación del paciente), lo que llamamos diabetes del adulto de inicio en el joven o tipo MODY (*Maturity Onset Diabetes of the Young*). Es necesario identificarla pronto, ya que el tratamiento puede diferir de las demás formas de diabetes.

Diabetes tipo 2

En la mayoría de los países, casi 95% de los casos son de diabetes tipo 2.[3] Esta variante se caracteriza por un inicio insidioso y lento, con síntomas comunes e inespecíficos (entre ellos, somnolencia después de una comida abundante, fatiga crónica, aumento en el número de ocasiones en que se necesita orinar, sobre todo en la noche), por lo que es muy común que la enfermedad esté presente sin ser diagnosticada. En México, cerca de 30% de las personas con diabetes tipo 2 ignora tener la enfermedad.[4] El proceso que da origen al padecimiento comienza en promedio 10 años antes del diagnóstico, cuando el paciente consume de manera cotidiana una cantidad excesiva de calorías en relación con la actividad física que lleva a cabo para utilizarlas.

Las calorías provienen de tres tipos de nutrimentos: carbohidratos, grasas y proteínas. Los carbohidratos se consideran la fuente de energía más importante, sin embargo, el cuerpo humano tiene una capacidad limitada para almacenarlos. La grasa corporal es la opción que permite conservar el excedente de energía, y es ese mismo exceso calórico que llevamos a cuestas lo que altera el equilibrio entre la síntesis y la utilización de los ácidos grasos (el componente principal del tejido adiposo).

En un principio, el excedente se acumula en el tejido adiposo localizado justo bajo la piel. Las células aumentan su tamaño para almacenar los ácidos grasos extra, pero el potencial que tenemos para incrementar la cantidad de células adiposas tiene un límite y en pocos años se vuelve insuficiente. Como resultado, el exceso de ácidos grasos se acumula en sitios donde, en condiciones saludables, solo deberían existir cantidades pequeñas de grasa.

El tejido adiposo localizado en el interior del abdomen es el segundo sitio de resguardo. Al expandirse, el volumen de la cintura se incrementa; un signo común en las personas con diabetes tipo 2.[5] Las células de los depósitos intraabdominales de grasa tienen una actividad superior a las localizadas bajo la piel, pero, al activarse, producen diversas sustancias que contribuyen a la aparición de enfermedades asociadas con la obesidad (como la diabetes tipo 2). Entre dichas sustancias se encuentran algunos compuestos que causan una reacción inflamatoria en el resto de los tejidos (por ejemplo, la interleucina 6, el factor de necrosis tumoral y los ácidos grasos libres), además de interferir con la acción de otras hormonas reguladoras del gasto energético (como la insulina).

Si el exceso de calorías persiste, los demás tejidos acumulan los ácidos grasos. Los músculos, el hígado, el páncreas y los riñones pueden almacenarlos, convirtiéndolos en sustancias diferentes, como algunos tipos de ceramidas. Dichos compuestos tienen efectos tóxicos para los tejidos, lo que contribuye a la aparición de la diabetes y diversos padecimientos.

La secuencia de eventos causada por la obesidad tiene un impacto adverso en la capacidad de la insulina para regular las concentraciones de glucosa en la sangre y otras de sus funciones. La insulina es una de las hormonas más importantes para el ser humano, involucrada en la síntesis de proteínas, el crecimiento y el apetito, entre muchos otros procesos. Se produce en las células beta del páncreas y su liberación se regula a partir de la concentración de glucosa en la sangre y de la acción de algunas hormonas sintetizadas en el intestino (como el GLP-1, el péptido parecido al glucagón tipo 1).

Cuando una persona está a punto de ingerir alimentos, el cerebro induce la liberación de GLP-1, lo que resulta en un incremento rápido en la concentración de insulina en plasma. El páncreas libera la insulina que tenía almacenada para evitar una elevación extrema de glucosa al comer. A este mecanismo se le conoce como "efecto incretina" (importante para el tratamiento de la hiperglucemia, página 35). Cuando el intestino absorbe la glucosa y algunos aminoácidos de los alimentos, el páncreas sintetiza insulina y la libera hacia la sangre. El proceso continúa mientras la concentración de glucosa sea superior a la normal.

La insulina se transporta a los tejidos, donde se une a un receptor específico (en especial, en el músculo), induciendo una respuesta que permite la entrada de la glucosa a las células y, con ello, la normalización de la glucemia. En cerca de 70% de las personas con obesidad o en proceso de tener diabetes tipo 2 se requiere una mayor concentración de insulina en tejidos para obtener la misma respuesta (fenómeno conocido como resistencia a la insulina).[6]

En un principio, el incremento en la secreción de insulina es suficiente para mantener la glucemia dentro de límites normales (tanto después de las comidas como en ayunas); sin embargo, hay tejidos que responden a las concentraciones excesivas de insulina. Por ejemplo, la capa profunda de la piel se engrosa y se pigmenta; el cambio resulta evidente en los pliegues del cuello y las axilas, una lesión llamada *acantosis nigricans* —también indicador del riesgo de padecer diabetes tipo 2—. En los ovarios, la concentración excesiva de insulina altera el funcionamiento, provocando retrasos en las menstruaciones y un aumento en la síntesis de hormonas masculinas. Estos cambios tienen un papel importante en el síndrome de ovarios poliquísticos, condición que precede frecuentemente la aparición de la diabetes tipo 2. El exceso de insulina participa en algunos de los mecanismos que originan la hipertensión arterial y la concentración anormal de colesterol y triglicéridos. Ambos fenómenos causan daño vascular e incrementan el riesgo de sufrir un infarto cerebral o del miocardio, aun antes de que aparezca la diabetes tipo 2.

Después de algunos años, disminuye la capacidad del páncreas de producir cantidades excesivas de insulina. Se pierde el efecto incretina y se liberan moléculas de insulina que no han completado su proceso de síntesis. Como resultado, la concentración de glucosa en la sangre se eleva después de las comidas, lo que deriva en somnolencia y fatiga crónica. Además, las concentraciones de insulina suelen mantenerse arriba de lo normal tres a cinco horas después de ingerir un alimento (en especial si es rico en azúcares). El exceso de insulina da pie a que la glucosa disminuya más abajo de los límites normales. En esta fase es común que se presenten niveles de glucosa inferiores a 80 mg/dl, lo que provoca ansiedad, sudoración fría, dolor de cabeza y una necesidad urgente de ingerir alimentos. Los síntomas desaparecen al comer alimentos con azúcar, fenómeno que contribuye al aumento de peso y acelera la aparición de la hiperglucemia. Poco tiempo después, la concentración de insulina es insuficiente incluso para mantener la glucemia en límites normales en ayunas, lo que determina que la glucemia sobrepase los umbrales del diagnóstico. Cuando la concentración de glucosa es superior a 180 mg/dl, se rebasa la capacidad del riñón de reabsorber la glucosa, así que aparece glucosa en la orina. Su presencia impide que se mantenga la densidad normal de la orina y, como resultado, aumenta su producción, provocando deshidratación y sed.

El deterioro por la secreción de insulina es un proceso continuo, pero puede ser parcialmente reversible si se corrige la concentración de glucosa. Exposiciones repetidas a concentraciones altas de glucosa determinan la desaparición de las células que producen la insulina, fenómeno que ocurre con frecuencia después de una década de vivir con diabetes.[7]

El curso clínico de la diabetes tipo 2 difiere del de otras variantes de la enfermedad. En un principio, el padecimiento es de fácil control: con solo perder por lo menos 5% del peso inicial, la glucemia se normaliza en un alto porcentaje de casos. Si se alcanza el peso ideal, es posible inducir una remisión temporal del padecimiento sin que se requiera el uso de medicamentos como medida de control; sin embargo, para lograrlo es necesario que colabores estrechamente y a largo plazo con tu familia y tu equipo médico.

Lo que sucede con más frecuencia es controlar con ayuda de uno o dos medicamentos orales en los primeros 10 años del padecimiento, pero las recaídas son comunes, precipitadas por eventos de estrés, infecciones, aumento de peso, un mal apego al tratamiento, depresión, trastornos del sueño o el uso de otros medicamentos. Con el paso del tiempo, es cada vez más difícil manejar las recaídas por la disminución progresiva en la secreción de insulina. Después de una década de vivir con diabetes, la mitad de las personas requiere el uso transitorio o permanente de insulina; no obstante, se trata de algo que es posible evitar si mantienes concentraciones normales de glucosa y un peso cercano al ideal.[8]

Aunado a esto, la diabetes tipo 2 coexiste con otros padecimientos: hipertensión arterial, acumulación de grasa en el hígado y concentraciones anormalmente altas de colesterol, triglicéridos y ácido úrico, condiciones que frecuentemente preceden a la diabetes y que se exacerban con la aparición de hiperglucemia. Es común, por ejemplo, tener daño vascular presente al momento de diagnosticar la diabetes. Esta aumenta el riesgo de sufrir un infarto del miocardio, infarto cerebral y oclusión de las arterias en miembros inferiores, y en menor grado, daño renal, que ocurre en la tercera parte de los casos. Las complicaciones crónicas se deben buscar y tratar en todas las personas con diabetes tipo 2.[9]

En suma, la diabetes tipo 2 se presenta de manera característica en personas con un peso superior al saludable, una particular acumulación de grasa en la zona abdominal, síntomas leves e inespecíficos en las fases tempranas del padecimiento, y con familiares que también la padecen. Identificar un caso vuelve necesario que todos los miembros de la familia de primer grado (padres, hermanos, hijos) reciban una evaluación médica y midan su concentración de glucosa en ayunas (8 a 12 horas sin alimento). Es la mejor estrategia para identificar nuevos casos y a las personas en riesgo de padecer diabetes. Considera que la ausencia de síntomas no descalifica el diagnóstico; al contrario, el escenario ideal es hacer un diagnóstico antes de tener síntomas derivados de la hiperglucemia.

Diabetes tipo 1

Esta condición se presenta generalmente en las primeras dos décadas de vida, como resultado de la pérdida casi absoluta de células beta, donde se produce la insulina. En la mayoría de los casos, el daño es ocasionado por el sistema inmunológico, el cual se equivoca al reconocer algunos componentes de las células beta como elementos anormales. Comúnmente se da una aparición súbita de concentraciones altas de glucosa, pérdida rápida de peso, sed y hambre excesiva, pero en otras ocasiones se manifiesta como una crisis, con un aumento súbito de la frecuencia respiratoria, aliento a manzana, somnolencia, deshidratación o dolor abdominal. Dicho cuadro se denomina "cetoacidosis diabética" y requiere atención inmediata en un hospital.

Pese a la aparición súbita del padecimiento, el proceso que origina la enfermedad inicia varios años antes. La hipótesis más aceptada es que algún factor externo (por ejemplo, las enfermedades virales) desencadena el daño inicial. Como resultado, el sistema inmunológico no reconoce ciertos componentes de las células beta, produce anticuerpos para combatirlas y se acumulan así tipos específicos de glóbulos blancos (las células encargadas de la defensa contra agentes externos) alrededor de las células beta. La consecuencia es la destrucción progresiva de las células productoras de insulina.

La enfermedad se vuelve evidente hasta que se perdió más de 90% de la secreción de insulina. En muchos casos, un evento estresante (una infección, el consumo excesivo de alcohol o una crisis emocional, por ejemplo) provoca la aparición de los síntomas, debido a que el estrés reduce la acción de la insulina en los tejidos. En condiciones normales, las células beta incrementan la excreción de insulina, manteniendo estable la concentración de glucosa en plasma, pero no hay manera de que ocurra tal acción compensatoria si el número de células beta es anormal. Se da entonces una elevación súbita de la glucemia y aparecen los síntomas. Al concluir el episodio de estrés, la cantidad de insulina requerida regresa a la normalidad y los síntomas desaparecen por un tiempo, aun cuando no se haya recibido tratamiento. A este periodo se le conoce como "luna de miel" y tiene una duración máxima de un año.[10]

En la mayoría de los casos, las personas con diabetes tipo 1 no tienen familiares que compartan su padecimiento; pese a ello, existen factores genéticos que determinan su aparición. Sin embargo, es común que algunos familiares presenten enfermedades autoinmunes (hipotiroidismo, vitiligo, lupus o artritis reumatoide, entre otras).

Tratar la diabetes tipo 1 requiere el uso permanente de insulina. Sin insulina no es posible lograr el control de la glucemia. Por tanto, es forzoso que las personas con diabetes tipo 1 reciban entrenamiento para ser autosuficientes en su tratamiento, saber calcular las dosis y cuándo aplicarlas. Se pueden usar de forma complementaria algunos de los medicamentos orales o inyectados empleados en el tratamiento de la diabetes tipo 2, pero no son suficientes para controlar esta variante de la enfermedad. La dosis y el número de aplicaciones de insulina dependerá de la proporción de células beta perdidas.[11] (En el capítulo 3 desarrollaré a profundidad el uso de la insulina).

La evolución de la diabetes tipo 1 difiere de la diabetes tipo 2. El riesgo mayor es la hipoglucemia, la cual se manifiesta como sudoración fría, ansiedad, apetito intenso y dolor de cabeza, síntomas que aparecen generalmente cuando la concentración de glucosa es inferior a 70 mg/dl. Una vez iniciados los síntomas, si no se ingiere un alimento que contenga glucosa antes de 10 minutos, el cuadro clínico se modifica a somnolencia, confusión, habla lenta y torpe, errores en la toma de decisiones, pérdida de conocimiento, convulsiones y, potencialmente, la muerte. Por ello, todas las personas con diabetes tipo 1 deben saber cómo reconocer una hipoglucemia de forma oportuna y cómo tratarla, pero lo más importante es saber prevenirla.

En un principio, es raro que la diabetes tipo 1 coexista con los mismos padecimientos que la diabetes tipo 2 (como la presencia de hipertensión arterial y otros), pues las complicaciones crónicas aparecen 10 años después del diagnóstico. La primera complicación resultante de la exposición a concentraciones altas de glucosa durante varias semanas es la neuropatía, la cual se manifiesta como ardor en las piernas, calambres y hormigueo en las puntas de los dedos de manos y pies. Las principales, sin embargo, son la retinopatía y la nefropatía, presentes en alrededor de una tercera parte de los casos. Si se tiene además un exceso de peso, a lo largo de los años aparecerán las mismas enfermedades concomitantes que describimos para la diabetes tipo 2 (como la hipertensión arterial y las concentraciones anormales de colesterol y triglicéridos), lo que empeorará el riesgo de tener daño vascular.

Asimismo, existen presentaciones atípicas de la diabetes tipo 1, como una expresión en la edad adulta, la cual puede confundirse con diabetes tipo 2. Debemos sospechar la presencia de diabetes tipo 1 en toda persona que haya recibido un diagnóstico de diabetes tipo 2 y no haya logrado controlar su enfermedad con medicamentos orales pocos años después de haberse iniciado los síntomas.

Diabetes gestacional

Se caracteriza por el desarrollo de hiperglucemia durante la gestación —por lo general, después de la semana 20—, y aunque desaparece al concluir el embarazo, su presencia incrementa el riesgo de complicaciones obstétricas mayores, como malformaciones, muerte del bebé, preeclampsia y un peso superior del normal en el bebé (lo que dificulta la posibilidad de nacimiento por parto).

Dada su frecuencia, es la segunda variante de diabetes, y ocurre en casi 15% de los embarazos en México.[12] Es más común en mujeres con antecedentes familiares de diabetes tipo 2, en adolescentes y en mujeres mayores de 35 años, pero la obesidad también aumenta la posibilidad de desarrollarla. Si bien las mujeres que padecieron diabetes gestacional presentan un alto riesgo de desarrollar diabetes tipo 2 más adelante, la lactancia y la pérdida de peso disminuyen este riesgo a mediano plazo.

DIABETES: UNA DE LAS PRINCIPALES CAUSAS DE MUERTE

La diabetes tiene la segunda mayor tasa de mortalidad en mujeres desde el año 2000 y en adultos en general desde 2008. En México, entre 2005 y 2018, la tasa de mortalidad por diabetes aumentó de 64.54

a 81.4 personas por cada 100 000.[13] Las entidades federativas con el mayor número de decesos a causa de la diabetes son Tabasco, Veracruz y la Ciudad de México, estados que duplican la tasa de defunción de Aguascalientes (el estado con el menor número de defunciones). En 2019 ocurrieron 10 257 decesos atribuidos a la diabetes (49 679 hombres y 51 576 mujeres), cifra que equivale al cupo total del Estadio Azteca.[14]

Pese a su magnitud, este número infraestima la contribución de la diabetes al índice de mortalidad. La primera y sexta causa de muerte (el infarto del miocardio y el infarto cerebral, respectivamente)[15] están relacionadas con la diabetes, y muchos de los decesos atribuidos a ellas son en realidad resultado de una diabetes que no se registró en el certificado de defunción o no fue diagnosticada. Y lo mismo sucede con la insuficiencia renal, décima causa de muerte en México. En suma, las enfermedades crónicas relacionadas con la diabetes son responsables de 75% de la cifra total de muertes.[16]

Alegre-Díaz estudió, junto con otros colaboradores, la mortalidad relacionada con la diabetes en 150 000 residentes de la Ciudad de México, en un periodo superior a 10 años. Entre sus resultados notaron una mortalidad 5.4 veces más elevada en personas entre 35 y 59 años, y el impacto de la enfermedad fue menor después de los 60 años. La diabetes explicó la tercera parte de las muertes en la población de 35 a 74 años, y el riesgo de muerte por enfermedad renal superó por mucho lo reportado en otras poblaciones. Del mismo modo, la mortalidad cardiovascular y por enfermedades infecciosas resultó más común en personas con diabetes.[17]

Entre los determinantes de mayor mortalidad identificados en el estudio se encuentran el control inadecuado de la glucemia y la presión arterial, y la implementación insuficiente de acciones preventivas para sus complicaciones.

La diabetes en México

En el caso de la diabetes tipo 1, la prevalencia se mide a partir de los registros institucionales, no con los datos de las encuestas nacionales, ya que estas se limitan a enfermedades que afecten a más de 6% de la población. La diabetes tipo 1 se encuentra presente en 26.6 personas de cada 1 000 menores de 20 años. Su incidencia (es decir, los casos nuevos que surgen durante cierto periodo de tiempo) fluctúa entre 2.8 y 8.7 personas de cada 100 000 menores de 19 años por año, pero en la actualidad se estima que existen 14 800 menores de 14 años con diabetes tipo 1, y México es el décimo país con el mayor número de casos en el mundo.[18]

En la mayoría de los casos en nuestro país, como mencioné anteriormente, se trata de diabetes tipo 2. Al observar los datos de diagnósticos en la tabla siguiente, es evidente que el porcentaje de la población con diabetes sigue al alza, pese a los esfuerzos realizados por las administraciones del gobierno federal iniciadas en 2006, 2012 y 2018.

Prevalencia del sobrepeso, la obesidad y la diabetes en México[19]

Años*			Sobrepeso (%)					Obesidad (%)				
			1999	2006	2012	2016	2021	1999	2006	2012	2016	2021
Rango de edad	Mujeres	5-11	17.2	19.7	20.2	20.6	16.6	8.3	12.6	11.8	12.2	13.1
		12-19	21.9	22.5	23.7	26.4	26.4	6.4	10.9	12.1	12.8	15
		>20	36.1	36.9	35.3	35.6	33.9	24.9	32.4	35.2	37.1	41.1
	Hombres	5-11	18.6	20.8	19.5	15.4	21.2	9.6	16.6	17.4	18.3	23.8
		12-19	--**	20	19.6	18.5	23	--**	13	14.5	15	21.5
		>20	40.9	42.5	42.6	41.7	37.8	18.5	24.2	26.8	27.7	31.8

* Según datos de la Encuesta Nacional de Salud y Nutrición (Ensanut).
** No se tienen cifras.

Años*			Diabetes (%) Diagnóstico médico					Diabetes (%) Diagnóstico médico y hallazgo				
			1999	2006	2012	2016	2021	1999	2006	2012	2016	2021
Rango de edad	Población en general	>20	5.8	7	9.2	9.4	10.3	7.5	14.4	--**	13.7	15.8

* Según datos de la Encuesta Nacional de Salud y Nutrición (Ensanut).
** No se tienen cifras.

El número de personas diagnosticadas subió de 6.4 millones en 2012 a 13.4 millones en 2021.[20] México es el sexto país del mundo con más casos de diabetes tipo 2 (después de China, India, Estados Unidos, Pakistán y Brasil). Nuestro país se encuentra en noveno lugar de casos de personas mayores de 65 años y es, además, el séptimo con mayor cantidad de casos no diagnosticados, que en 2016 correspondió a 30% del total (cerca de cuatro millones adicionales).[21]

La realidad de la diabetes es distinta en México que en el mundo. En los países desarrollados, el tratamiento de la diabetes es parcialmente eficaz. Solo 50% de los casos cumple con el objetivo de control glucémico, pese a que más de 95% de los pacientes recibe tratamiento farmacológico. El porcentaje de casos que usan insulina supera 30%. Los demás objetivos terapéuticos se cumplen en un mayor número de personas (presión arterial menor que 140/90 mmHg en 72%, colesterol LDL abajo de 100 mg/dl en 56.8%), pero son insuficientes todavía. Solo 15% logra las tres metas principales (control glucémico, de colesterol LDL y de presión arterial).[22]

Por otro lado, en los países en desarrollo, como México, solo 30% de los casos consigue llegar al objetivo de control glucémico. El uso de insulina se limita a 15% de la población que vive con diabetes y se percibe la misma tendencia con las demás intervenciones: presión arterial menor que 140/90 mmHg en 55%, colesterol LDL en niveles inferiores a 100 mg/dl en 28%.[23] En México, las características promedio de los casos previamente diagnosticados son:

- 55 años de edad en hombres y 56 años en mujeres.
- El índice de masa corporal es 27.9 kg/m^2 en hombres y 28.9 kg/m^2 en mujeres.
- 99.9 centímetros de perímetro de cintura en hombres y 99.3 centímetros en mujeres.
- Un tiempo de diagnóstico cercano a 10 años.

La prevalencia de la diabetes es mayor en la población femenina, dentro de zonas urbanas (aunque en las dos encuestas más recientes también se observó un incremento mayor en zonas rurales, en comparación con las urbanas), de la región centro-occidental de la República y entre la población con poca escolaridad y nivel socioeconómico bajo. Estos datos demuestran que la diabetes es una enfermedad relacionada con la pobreza y la marginación, por lo que se requieren políticas públicas preventivas aplicables a toda la población que permitan un diagnóstico oportuno, tratamientos adecuados y la paliación de las complicaciones.[24]

Aunado a ello, un alto porcentaje tiene otras enfermedades concomitantes. Cerca de 50% de los casos presenta hipertensión arterial, y un tercio se diagnosticó en el estudio. Entre las personas hipertensas previamente diagnosticadas, solo 80% había recibido tratamiento antihipertensivo y una proporción pequeña (30%) mantenía un control adecuado (presión arterial menor que 140/90 mmHg). En 14.5% de los casos se presentaba además un consumo actual de tabaco y valores de colesterol LDL superiores a 100 mg/dl en 74.8 por ciento.[25]

Los adultos mayores con diabetes tipo 2 son un grupo en crecimiento en México. En él vemos dos perfiles principales: personas con diabetes tipo 2 con una larga exposición a la enfermedad, complicaciones crónicas, dependencia de terceros y la necesidad de un tratamiento complejo, y personas con diabetes tipo 2 diagnosticadas después de los 70 años, con pocas complicaciones y niveles de glucosa estables gracias a uno o dos medicamentos orales.[26] Ambos grupos representan proporciones similares. Ambos perfiles tienen una prevalencia mayor de padecimientos geriátricos (caídas, limitaciones motoras, deterioro cognitivo y toma de múltiples medicamentos).

Solo 31.8% de los pacientes con diabetes diagnosticada antes de la encuesta tenía concentraciones satisfactorias de glucosa (menos de 7%). Pese a ello, el porcentaje se ha incrementado si lo comparamos con lo visto en 2006, cuando solo 25% tenía un control apropiado. Esta anormalidad no se debió a la ausencia de tratamiento, pues 94.1% de los casos previamente diagnosticados recibía al menos una intervención para corregir la glucemia. La intervención más común fue prescribir hipoglucemiantes orales (90%), mientras que porcentajes muy bajos recibían insulina (18.9%) o consideraban la alimentación y el ejercicio como parte de su manejo (21.8%). Tendencias similares ocurren en el tratamiento de la hipertensión y de las dislipidemias (alteraciones en la concentración de lípidos en la sangre). Menos de 10% de las personas con diabetes recibe un medicamento (estatinas) para controlar la concentración de colesterol en plasma.[27]

Peculiaridades de la diabetes tipo 2 en México

La diabetes tipo 2 tiene ciertas peculiaridades en su manifestación en la población mestiza mexicana, las cuales contribuyen al impacto incremental de la enfermedad en nuestro país:

La enfermedad se presenta a edades más tempranas. De las personas que viven con diabetes tipo 2 en México, 28% se diagnostica antes de los 40 años. A este subgrupo se le conoce como "diabetes tipo 2 de inicio temprano" y su incidencia ha subido en últimas décadas: de 1.8% en 1993 a 2.3% en 2000 y 5.7% en 2006.[28] La contribución de la diabetes de inicio temprano a la carga de padecimientos causados por la enfermedad tiene una magnitud similar en México a lo descrito en los países con las prevalencias más altas del mundo: India, poblaciones del sur de Asia e indígenas residentes en Estados Unidos. Tal característica aumenta el riesgo de sufrir complicaciones crónicas por el largo tiempo de exposición a la enfermedad. Los casos de inicio temprano se caracterizan por una menor capacidad para secretar insulina, un diagnóstico tardío y una mayor dificultad para alcanzar los objetivos terapéuticos. Un porcentaje considerable de jóvenes ignora su condición porque no acude a consulta y los profesionales de la salud no consideran este diagnóstico en personas menores de 40 años. La población joven con diabetes tipo 2 tiene características distintas a las observadas en adultos de 40 a 69 años: son un grupo heterogéneo: tienen más educación escolar, pero una condición socioeconómica inferior; su consumo de alcohol y tabaco es notablemente mayor; hay una prevalencia menor de hipertensión arterial e hipercolesterolemia,[29] y las concentraciones extremas de glucosa y triglicéridos son más comunes. Dos terceras partes de los pacientes con diabetes de inicio temprano tienen obesidad, y una prevalencia mayor de comorbilidades, comparado con sujetos delgados (por ejemplo, 32.5% de hipertensión arterial frente a 18.9%). Por otra parte, los pacientes delgados requieren insulina como parte de su tratamiento hipoglucemiante con más frecuencia.[30]

La diabetes se expresa con un incremento moderado del peso corporal. El factor más relevante que precipita la aparición de la hiperglucemia es la acumulación de tejido adiposo. Como mencioné al inicio de este capítulo, la cantidad de tejido adiposo y su localización intraabdominal son determinantes mayores para la aparición de la diabetes. En un estudio que siguió a 6 144 personas aparentemente sanas y residentes urbanos en el centro del país, el sobrepeso aumentó 57% la probabilidad de tener diabetes en los tres años subsecuentes. La probabilidad fue mucho mayor en personas con obesidad: 146 por ciento.[31]

En la población mestiza, el riesgo aumenta con un índice de masa corporal (IMC) menor, frente a lo que ocurre en otros grupos étnicos. El IMC se calcula dividiendo el peso entre la estatura expresada en metros y elevada al cuadrado (por ejemplo, una persona de 70 kilogramos y 1.7 metros tendrá un IMC de 24.22 kg/m^2). El IMC promedio cuando se hace un diagnóstico de diabetes tipo 2 es de 27 kg/m^2 para la población mestiza de México y 33 kg/m^2 para la población caucásica.[32] La diferencia radica en que la población mestiza acumula el exceso de tejido adiposo en el interior del abdomen y los caucásicos en la grasa localizada abajo de la piel. Además, la masa muscular en el mestizo es con frecuencia menor; fenómeno que no es exclusivo de nuestra población, pues también ocurre en asiáticos y comunidades nativas de Oceanía.[33] Es así que el riesgo de padecer diabetes surge con un aumento moderado de peso, frente a lo que sucede en otras regiones, donde la gente puede tener más adiposidad sin que aparezca la hiperglucemia.

El sistema de salud de México enfrenta un reto considerable por el número de personas de todos los grupos de edad con un peso por encima de lo normal. El aumento en la cantidad de personas con sobrepeso se dio en menos de 30 años, lo cual determinó el crecimiento acelerado de diabetes tipo 2. En 2018, 38.4% de los adolescentes tenía obesidad (14.6%) o sobrepeso (23.8%), y se tradujo en un incremento de 8.4% a partir de las cifras de 2006. De acuerdo con los últimos resultados (2021), 15% de las mujeres y 21.5% de los hombres adolescentes tienen obesidad.[34]

Actualmente, la mayoría de los adultos mexicanos (72.4%) tiene un IMC que los deja en riesgo de sufrir diabetes (35.7% con sobrepeso y 36.7% con obesidad). Con los datos recabados en 1994, que mostraban 38% de personas con sobrepeso y 20.9% con obesidad, vemos que hubo un incremento notable en las personas con obesidad, en particular de mujeres entre 20 y 29 años (30.5 a 40.2%).[35] Esto también debe servir de alarma, pues un número creciente de posibles embarazos tendrá complicaciones relacionadas con el sobrepeso (preeclampsia y diabetes gestacional, entre otros).

La población mestiza mexicana tiene mayor susceptibilidad genética para desarrollar diabetes tipo 2. Se han identificado más de 243 variantes genéticas asociadas con un riesgo de padecer la enfermedad, y entre más variantes tenga un individuo, mayor será el riesgo.[36] La presencia de algunas variantes implica un riesgo superior: por ejemplo, las localizadas en el gen TCF7L2, de las más comunes, que están presentes en 23% de los casos con diabetes tipo 2 en México, lo que implica 42% más riesgo, comparado con personas que no tienen estas variantes, independientemente del grupo étnico al que pertenezcan.[37]

El consorcio SIGMA, compuesto por cuatro instituciones mexicanas (el Instituto Nacional de Ciencias Médicas y Nutrición, el Instituto de Investigaciones Biomédicas de la Universidad Nacional Autónoma de México, el Instituto Mexicano de Medicina Genómica y el Estudio de Diabetes de la Ciudad de México) junto con el Instituto Broad, en Boston, identificaron una variante localizada en el gen SLC16A11 que incrementa el riesgo: es muy común en la población nativa de México (presente en 25% de los mestizos y 50% de la población sin mestizaje) y se asocia con un incremento de 28% en el riesgo de padecer diabetes tipo 2, aunado a que se presenta a edades más tempranas y con un IMC menor.[38]

El gen SLC16A11 codifica un transportador que normaliza las concentraciones intracelulares de algunos metabolitos reguladores de la producción de energía en las células; como consecuencia, la insulina actúa menos en los tejidos periféricos de las personas con esta variante y se presentan alteraciones en la función del tejido adiposo.[39] Tiene una prevalencia muy baja o inexistente en otros grupos étnicos, por lo que no se había identificado en estudios previos.

SIGMA notó además otra variante del gen HNF1A, la cual triplica el riesgo de padecer la enfermedad y existe en 2% de las personas con diabetes tipo 2 en México.[40] Los datos generados por el consorcio demuestran que la población mestiza de México presenta factores genéticos propios que la vuelven más susceptible de tener la enfermedad, y además comparte los factores heredados de España, uno de los países con mayor prevalencia de diabetes tipo 2.

Pese a lo anterior, es necesario aclarar que los factores genéticos no son la causa principal del gran número de casos de diabetes en nuestro país. Muchas generaciones de mexicanos han sido susceptibles genéticamente. El incremento en las últimas tres décadas se debe a los cambios en la prevalencia de obesidad y a la adopción de un estilo de vida no saludable desde la década de 1980.

Un alto porcentaje de las personas con diabetes tipo 2 tiene enfermedades concomitantes que aumentan su riesgo de complicaciones crónicas. Muchas personas con diabetes tipo 2 padecen a la par hipertensión arterial (50%) y concentraciones anormales de colesterol LDL, triglicéridos (más de 80%) y ácido úrico, condiciones que aumentan el riesgo de complicaciones cardiovasculares y renales.[41] Cerca de 80% de los casos tiene hígado graso —más común en el mestizo mexicano que en otros grupos étnicos—, el cual puede ser causa de daño hepático crónico.[42] Otras enfermedades asociadas son: depresión, trastornos de la conducta alimentaria, apnea del sueño (la cual se manifiesta con ronquidos intensos), infecciones recurrentes en vías urinarias e hipotiroidismo, y cada una requiere un tratamiento adicional, lo que aumenta la complejidad del manejo de la enfermedad.

La malnutrición en los primeros 1 000 días de vida aumenta el riesgo de padecer diabetes tipo 2. Los niños con un peso anormal durante el embarazo o en los primeros tres años de vida tienen mayor riesgo de sufrir enfermedades crónicas en la vida adulta, entre ellas diabetes.[43] Si hubo complicaciones obstétricas, los niños con frecuencia presentan bajo peso al nacer o son prematuros, lo que implica una talla y un peso bajos a lo largo de la infancia. Sin embargo, en la adolescencia, y ante la aparición de obesidad, tienen un riesgo alto de padecer diabetes.

En el otro extremo se encuentran los niños que pesan más de cuatro kilogramos al nacer (condición conocida como macrosomía), cuya causa más común es la diabetes gestacional sin un control debido. Los niños con macrosomía tienen más riesgo de padecer obesidad infantil y diabetes en la vida adulta, aunque se trate de una cuestión multifactorial relacionada con la predisposición genética por ser hijo de una mujer que padeció diabetes gestacional, el efecto que tuvo la hiperglucemia en el desarrollo del feto y el impacto de la propia obesidad.

La diabetes potencializa algunas enfermedades infecciosas. En México conviven padecimientos infecciosos (algunos asociados con la pobreza) con enfermedades metabólicas precipitadas por factores sociales y culturales. Tal es el caso de la tuberculosis, la influenza y la infección por covid-19.

La tuberculosis es una infección causada por una micobacteria que daña sobre todo los pulmones y, años después, múltiples órganos. Se asocia con la pobreza, el hacinamiento y la falta de acceso a servicios de salud. Entre las décadas de 1960 y 1980 se redujo el número de casos en México gracias a programas de detección y tratamiento supervisado; sin embargo, el aumento en el número de personas con diabetes hizo que la tuberculosis reemergiera. En la actualidad, alrededor de 40% de las personas que la padecen también tiene diabetes.[44] La hiperglucemia altera la inmunidad, lo que permite el crecimiento de la micobacteria y facilita la aparición de cepas resistentes a los medicamentos.

Infecciones virales como la influenza y el covid-19 son más letales en personas con diabetes. No es que la diabetes modifique el riesgo de adquirir una infección viral, sino que la diabetes aumenta el riesgo de tener formas graves del contagio. La prevalencia alta de diabetes en México es una de las explicaciones de la elevada mortandad que vemos en nuestro país con personas que sufren una forma grave de covid-19, aunado a que la mortalidad ocurre en personas más jóvenes de lo que se ve en otros países. Este fenómeno se da sobre todo en personas que no habían cumplido los 40 años al momento de recibir un diagnóstico de diabetes y en personas con obesidad o hipertensión arterial concomitante.[45]

El diagnóstico de la enfermedad es tardío. Prevenir la diabetes e implementar un tratamiento óptimo en los primeros 10 años del padecimiento son estrategias capaces de disminuir la carga causada por la diabetes. Para lograrlo, es indispensable identificar de forma oportuna los casos en riesgo y a las personas que tienen poco tiempo con la enfermedad. El porcentaje de personas con diabetes que desconocen su condición es menos de 10% en la mayoría de los países europeos. En cambio, hasta el año 2012, la tasa de no diagnóstico en México se había mantenido cerca de 50%;[46] es decir, por cada persona que sabía de su enfermedad, existía otra que no. Gracias al escrutinio de casos en los centros de salud, la tasa de no diagnóstico bajó a 30%, pero sigue siendo muy alta, en especial entre personas menores de 40 años, uno de los grupos en que la proporción de casos ha aumentado más.[47] Entre 1994 y 2006 la prevalencia nacional de la diabetes se duplicó, y el aumento fue 3.22 veces peor en los menores de 40 años. El número de personas afectadas por la diabetes de inicio temprano creció de 318 400 en 1994 a 1 662 870 en 2006. Entre ellos, 70% desconocía su condición y su edad promedio era de 31 años.[48]

Se requieren programas de concientización para hacer que la población acuda de forma oportuna para detectar la enfermedad, pero también dirigidos al personal de salud, que frecuentemente no piensa en el diagnóstico en un joven. Sin un diagnóstico oportuno, no es posible evitar la aparición de complicaciones crónicas.

El tratamiento es insuficiente en un alto porcentaje de los casos.
Una de las razones más comunes que vuelve deficiente el tratamiento para la diabetes es la falta de acceso a servicios médicos. Sin embargo, los datos de las encuestas nacionales de salud realizadas en 2000, 2006, 2012 y 2018 muestran que esta no es la razón principal en México. Un alto porcentaje de personas con diabetes tiene acceso a servicios de salud; el número de consultas en el último año para control de diabetes tuvo una media de siete, cifra superior a la recomendada en guías internacionales (tres a cuatro por año).[49] En la mayoría de los casos se tenía acceso a un sistema de seguridad social, a un médico de farmacia o a médicos que ejercen una práctica privada. La glucemia en ayunas es el método más utilizado para evaluar el control glucémico, y 52% tuvo una o más mediciones en el lapso de un año.[50] En contraste, la hemoglobina glucosilada (considerada el mejor método para evaluar la calidad del tratamiento de la hiperglucemia) se usó en solo 9.6% de los casos.[51] La deficiencia de control glucémico no se debe, entonces, a la falta de acceso al tratamiento. La alternativa más común es el uso de hipoglucemiantes orales (90%), mientras que

porcentajes muy bajos reciben insulina (18.9%, frente a un 30% informado por Europa y Estados Unidos). Pero solo 27% incluye la alimentación recomendada entre sus acciones contra la enfermedad y el porcentaje correspondiente al ejercicio es todavía menor (10.3%).[52]

Las deficiencias del tratamiento no se limitan al control de la hiperglucemia; ocurren por igual en las comorbilidades de la diabetes. Hay tendencias similares en el tratamiento de la hipertensión o de las dislipidemias: menos de 10% de las personas con diabetes recibe una estatina, pese a que su empleo se recomienda en las guías vigentes para la mayoría de las personas con diabetes de 40 años en adelante.

Tampoco se implementan de forma sistemática acciones que pueden prevenir o facilitar la detección oportuna de complicaciones. Por ejemplo, el porcentaje de casos en que se revisan los pies es muy bajo (14.6%).[53] Las proporciones correspondientes de revisión oftalmológica y evaluación de la función renal son aún menores, y la vacunación contra la influenza no cumple con las recomendaciones internacionales, ya que incluye solo 66% de las personas con diabetes.

EL IMPACTO DE LA DIABETES EN EL SISTEMA DE SALUD DE MÉXICO

La diabetes tipo 2 es una de las principales causas de incapacidad prematura, ceguera, insuficiencia renal terminal y amputaciones no derivadas de traumatismo, y se encuentra entre las 10 causas más frecuentes de hospitalización en adultos. Durante 2009, 2.8% de los egresos hospitalarios se debió a complicaciones de diabetes. El Instituto Mexicano del Seguro Social (IMSS) concentra a la mayoría (44.9%), seguido de la Secretaría de Salud (36.2%) y el Instituto de Seguridad y Servicios Sociales de los Trabajadores del Estado (ISSSTE), con 12.3 por ciento.[54]

Los egresos hospitalarios por diabetes se han incrementado notablemente. Las complicaciones crónicas de esta enfermedad causaron 36% de los egresos hospitalarios en pacientes con diabetes.[55] En un estudio realizado en el Estado de México con 44 458 sujetos con diabetes tipo 2, se registró la presencia de retinopatía en 10.9%, nefropatía en 9.1%, neuropatía periférica en 17.1%, cardiopatía isquémica en 4.2% y enfermedad cerebrovascular en 1.7%.[56] En otro estudio realizado en la Ciudad de México, hubo 17.4% de prevalencia de retinopatía proliferativa y 6.6% de edema macular en personas con diabetes tipo 2 menos de cinco años después de recibir su diagnóstico.[57]

Se han publicado diversas estimaciones de la carga económica que la diabetes impone a los sistemas de salud. Existen diferencias considerables entre los informes, y la falta de concordancia en los resultados se debe al empleo de diversas fuentes de información y la aplicación de distintas hipótesis y modelos. Sin embargo, para dar un parámetro, el cálculo del gasto social originado por la diabetes que hizo la Fundación Mexicana para la Salud en 2013, por ejemplo, representó más de 2% del producto interno bruto (PIB). La mitad del presupuesto se dedicó al gasto indirecto y, en contraste, solo 0.03% del PIB se destinó al tratamiento farmacológico.

Otro estudio de los costos de la diabetes tipo 2 en 2013 encontró que la carga económica era de 362 859.82 millones de pesos, o 2.25% del PIB. Los costos directos más elevados en 2013 (179 495.33 millones de pesos, o 1.11% del PIB) correspondían a medicamentos (4 316.7 millones de pesos), seguidos de los costos por complicaciones (156 602.42 millones de pesos) y los costos por consulta o diagnóstico (17 654.95 millones de pesos). Los propios usuarios cubren los costos directos mayores, seguidos de las instituciones de seguridad social.

Con respecto a los costos indirectos (183 364.49 millones de pesos, o 1.14% del PIB), el costo más elevado fue por mortalidad prematura (132 990.9 millones de pesos), seguido de los costos por ausentismo o pérdida económica por diabetes y sus complicaciones (16 750.48 millones de pesos), discapacidad permanente (16 571.74 millones de pesos) y discapacidad temporal (16 361.4 millones de pesos).[58] También en el caso de los costos indirectos, el usuario carga con la mayor parte.

Pese a los montos mencionados, Latinoamérica es una de las regiones que destina menos recursos económicos a la atención de la diabetes.[59] Es evidente que se requiere una estrategia distinta a la actual para confrontar el reto que esta enfermedad representa, pues nuestro sistema de salud gasta más en cubrir las consecuencias que en prevenir sus complicaciones.

(2)

¿Cómo prevenir la diabetes tipo 2?

La diabetes tipo 2 es resultado de un proceso que inicia varios años antes de la aparición de la hiperglucemia. Existen diversos parámetros para identificar a las personas que tendrán diabetes en el futuro: por ejemplo, 50% de los mexicanos tiene el antecedente de al menos un familiar de primer grado (padres, hermanos o hijos) con diabetes tipo 2.[1] Uno de los mejores indicadores de las personas en riesgo es el síndrome metabólico, diagnosticado cuando se presentan tres o más de las siguientes características: perímetro de cintura superior a 102 centímetros en el hombre y 88 centímetros en la mujer, glucosa en ayunas igual o por encima de 100 mg/dl, presión arterial igual o mayor que 130/85 mmHg, triglicéridos igual o mayor que 150 mg/dl, y colesterol HDL menor que 40 mg/dl en el hombre y 50 mg/dl en la mujer. El riesgo de desarrollar diabetes en los siguientes tres años se triplica para personas con síndrome metabólico, una condición presente en 36.8% de los adultos mayores de 20 años.

Se identifica a los individuos con un riesgo mayor por sus concentraciones de glucosa en ayunas o por tener una concentración de glucosa entre 140 y 200 mg/dl dos horas después de ingerir 75 gramos de glucosa (condición llamada "intolerancia a la glucosa"). El número de personas con una glucemia por encima de 100 mg/dl es el doble de las personas con diabetes. Nuestro país ocupa el sexto lugar entre las naciones con la mayor prevalencia de intolerancia a la glucosa: se estima que 12.6 millones de mexicanos la padecen y, por ende, se encuentran en alto riesgo de desarrollar diabetes en los siguientes 10 años.[2]

Estos datos en que la cantidad de personas en riesgo supera los casos registrados demuestran que la prevención de la diabetes es un reto superior al tratamiento de la enfermedad. La prevención de la diabetes es una estrategia que debe incluirse en cualquier programa que pretenda mitigar la carga social originada por la enfermedad, ya que es factible lograrlo: se conoce la secuencia de eventos que determina la aparición de los niveles anormales de glucosa en plasma y se puede detectar con medidas sencillas. No obstante, pocas veces se intenta. La diabetes es un proceso que toma por lo menos cinco años en desarrollarse en la mayoría de las personas; hay tiempo suficiente para detener o retrasar su aparición. Además, existen intervenciones de bajo costo que pueden implementarse en unidades médicas con pocos recursos.

La evidencia derivada de los estudios de investigación demuestra que las estrategias de prevención reducen el número de personas que desarrollan diabetes a mediano plazo, así como las complicaciones crónicas causadas a largo plazo por la enfermedad. Si estás en riesgo de tener diabetes a mediano plazo, existen opciones que puedes probar para evitarla, además de otras acciones que tu comunidad podría aplicar y disminuir la incidencia de diabetes. No dudes en acercarte a una institución médica y estar en contacto con tu profesional de la salud.

Factores de riesgo ambientales

La diabetes tipo 2 es resultado de la interacción de factores genéticos, de estilo de vida y ambientales. Dado que no podemos cambiar nuestra genética, la prevención se centra en cambiar o evitar los determinantes ambientales que influyen en ella, cuya contribución es mayor que la susceptibilidad genética. En un estudio con personas que tenían o no una variante de riesgo en el gen TCF7L2, la respuesta a las acciones preventivas no cambió por la presencia de la variante genética. Esto quiere decir que la prevención de la enfermedad es viable sin importar el riesgo genético. Las variables ambientales que determinan la incidencia del padecimiento son:

La migración. Los importantes cambios sociales que sufrió nuestro país en la segunda mitad del siglo XX determinaron que un alto porcentaje de la población residente en zonas rurales se mudara a las ciudades, en especial a las zonas suburbanas alrededor de las urbes de gran tamaño. En 1950, 57% de la población vivía en zonas rurales, en 1970 disminuyó a 41.3%, en 1990 a 28.7%, en el año 2000 a 25.4% y en 2010, cuando se hizo el censo de población más reciente, a 22.2%.[3] En paralelo, el porcentaje que vivía en zonas urbanas cambió de 42.6% en 1950 a 77.8% en 2010. Cambiar de residencia provocó modificaciones en la alimentación, la actividad física, la dinámica de las familias y la conducta.[4]

El impacto de la migración en la incidencia de la diabetes se demuestra en el cambio de prevalencia en sujetos con el mismo origen étnico, pero que viven en diferentes entornos. Por ejemplo, en 2006, la prevalencia de diabetes en zonas rurales era de 10.39%, 15.48% en zonas urbanas y 18.7% para los mexicanoamericanos residentes en Estados Unidos.[5] Se ha visto el mismo fenómeno en poblaciones asiáticas que migran a Europa o Estados Unidos.

La alimentación. La exposición constante a una alimentación que implique una cantidad de calorías superior a la requerida se asocia con la obesidad y eventualmente con el riesgo de tener diabetes; y si bien existen diferencias cualitativas entre las fuentes calóricas, esto aplica para todo tipo de alimentos. Los patrones de alimentación con poca diversidad y el predominio de alimentos con alta densidad calórica (alimentos ultraprocesados, refrescos y comida rápida, entre otros) están asociados con un riesgo más elevado de padecer diabetes. Por el contrario, una gran diversidad de fuentes calóricas se asocia con un riesgo menor. En cada comida es necesario incluir una fuente que aporte carbohidratos (por ejemplo, cereales o frutas), un alimento que aporte proteínas (por ejemplo, pollo, pescado o frijoles) y otro que aporte grasa no saturada (por ejemplo, semillas, almendras o aguacate), junto con una ingesta abundante de verduras.

El estudio de la alimentación de grandes grupos de personas a lo largo de varios años ha permitido identificar ciertos componentes de la dieta que protegen contra el desarrollo de la diabetes, como es el caso de la fibra soluble, la cual se encuentra en verduras, frutos rojos, cereales integrales, frijoles, avena y otros alimentos. Por cada 10 gramos más de fibra que se consume al día, se reduce entre 5 y 25% la incidencia de la diabetes (en especial cuando se trata de cereales integrales).[6] Apenas se conocen parcialmente los mecanismos con que la fibra soluble protege ante la diabetes, pero sabemos que favorece la existencia de bacterias intestinales productoras de ácidos grasos de cadena corta y butirato, además de disminuir la absorción de la glucosa en el intestino.

El consumo de ciertos alimentos también modifica el riesgo de desarrollar la enfermedad: por ejemplo, pocos granos enteros, nueces y semillas, o demasiada carne roja, bebidas azucaradas y carnes procesadas. El consumo de azúcares se asocia de forma directa con el riesgo de diabetes[7] por el aumento de peso que ocasiona, en particular cuando los azúcares provienen de bebidas endulzadas, refrescos y jugos.[8] Asimismo, el tipo de azúcar que contenga la bebida puede aumentar el riesgo, como es el caso de la fructosa, la cual metabolizamos de forma distinta que otros tipos de azúcares. Su consumo excesivo aumenta la concentración sérica de ácido úrico y colesterol, y disminuye la acción de la insulina en el hígado y en los músculos.[9]

Por otra parte, los alimentos con un alto contenido de grasas saturadas (provenientes de los animales) y grasas trans (usadas para extender la vida de los productos) también afectan negativamente el metabolismo de la glucosa. El riesgo es aún peor con las carnes rojas procesadas, como el tocino y los embutidos, cuando se consumen cinco días a la semana.

Estas son las principales características de una alimentación asociada con el riesgo incremental de diabetes y otras enfermedades relacionadas:[10]

- Consumo bajo de nueces y semillas (menos de 20 g y menos de 2 g al día, respectivamente).
- Ingesta escasa de frutas (menos de 300 g al día).
- Consumo alto de carnes procesadas.
- Ingesta insuficiente de granos enteros, como cereales integrales y avena (menos de 125 g al día).
- Consumo bajo de pescado.
- Ingesta insuficiente de verduras y frijoles.
- Consumo alto de sodio (más de 2 g al día).
- Ingesta de ácidos grasos trans.
- Consumo bajo de ácidos grasos poliinsaturados.
- Ingesta de refrescos.
- Consumo alto de carne roja (más de 100 g al día).

Las conductas alimentarias de riesgo mencionadas arriba son algo cotidiano para los adultos mexicanos. En la Encuesta Nacional de Salud y Nutrición (Ensanut) de 2018, 86% de los adultos dijo consumir refrescos de forma cotidiana; 35.4%, botanas y dulces; 33%, cereales dulces; 20.3%, comida rápida, y 7.4%, carnes procesadas. En contraste, existe un consumo insuficiente de verduras, leguminosas, frutos rojos, granos enteros, pollo sin piel y pescados.[11]

Asimismo, la forma de combinar los alimentos sigue patrones determinados por factores sociales, culturales y económicos, de los cuales comentaré los cinco más estudiados:

1. La dieta mediterránea, asociada con un *riesgo menor* de tener diabetes y complicaciones cardiovasculares, se caracteriza por incorporar alimentos ricos en grasas monoinsaturadas (aceite de oliva, almendras) y alimentos vegetales (frutas, verduras, leguminosas, frutos secos, cereales no refinados). Incluye una ingesta baja

o moderada de productos lácteos, pescados, aves de corral y alcohol, y un consumo ocasional de carnes rojas y dulces en cantidades pequeñas.[12]

2. **La dieta DASH** (Dietary Approaches to Stop Hypertension, traducido como opciones alimenticias para detener la hipertensión) se asocia con un *riesgo menor* de tener diabetes y complicaciones cardiovasculares. Contiene alimentos ricos en proteínas, fibra, potasio, magnesio y calcio, como frutas, verduras, frijoles, nueces, cereales integrales y lácteos bajos en grasa. También limita los alimentos con un alto contenido de grasas saturadas y azúcar.[13]

3. **La dieta occidental**, asociada con un *riesgo mayor* de tener diabetes y complicaciones cardiovasculares, es rica en alimentos de alta densidad calórica: frutas, verduras, dulces, botanas, alcohol, grasas saturadas, leche entera, galletas, comida rápida y carne. En la Encuesta Nacional de Salud y Nutrición (Ensanut) de 2006 se analizaron tres patrones alimentarios: el occidental (presente en 44% de los adultos), el tradicional (presente en 39%) y otros patrones no clasificables, y se encontró que el occidental es más común entre las personas con obesidad.[14]

4. **La alimentación tradicional mexicana** sustentada en el consumo de tortillas de maíz y otros alimentos a base de maíz suma 47% de la ingesta energética. Predominan también frijoles, chiles, calabaza, tomate verde, chocolate y cebolla, aunque existen variaciones importantes entre las regiones de México.[15]

5. **Las dietas vegetarianas**, asociadas con un *menor riesgo* de tener diabetes y complicaciones cardiovasculares, se componen de frutas, verduras y leguminosas. Existen variantes, como la dieta lactoovovegetariana, en la que se evitan las carnes, pero se permite el consumo de leche y huevo, y la vegana, en la que se omiten todos los productos de origen animal. Sin embargo, la evidencia de sus beneficios no es tan sólida como en el caso de las dietas mediterránea o DASH.

En la práctica, la alimentación es un proceso altamente variable. La mayoría de las personas no tiene un patrón de alimentación permanente o exclusivo, por lo que se han diseñado diversas métricas para medir la contribución de los componentes saludables o no saludables de la alimentación. Existen 19 métricas, pero cuatro de ellas (la puntuación de la dieta mediterránea, el índice de alimentación saludable alternativa, el índice de alimentación saludable y la métrica de la dieta DASH) son útiles para identificar los patrones asociados con un menor riesgo de diabetes y otras enfermedades metabólicas.[16]

La actividad física. Tiene tres componentes: el ejercicio, la actividad física y el sedentarismo. La falta de actividad física regular es uno de los principales factores de riesgo para la diabetes. De acuerdo con la Organización Mundial de la Salud (OMS), la contribución de la inactividad física explica 27% de los casos de diabetes.[17] Los sujetos sin actividad física regular presentan dos veces más riesgo de desarrollar diabetes mellitus, en comparación con individuos que realizan algún tipo de actividad física de forma regular.

Múltiples estudios han demostrado que la práctica regular de ejercicio aeróbico y de resistencia tiene un efecto positivo en la composición corporal (reducción de la grasa corporal total e intraabdominal), la masa muscular y la acción de la insulina en el músculo. Además, aumenta el colesterol HDL y disminuye la presión arterial, y si el ejercicio está acompañado de pérdida de peso, los beneficios son aún mayores.

El aumento de la masa corporal incrementa el gasto calórico en condiciones de reposo mediante la generación de calor en el tejido muscular, lo que favorece la pérdida de peso y reduce la posibilidad de un rebote. Desafortunadamente, el efecto del ejercicio es de corta duración, por lo que la actividad física debe formar parte de la rutina diaria.

Por otra parte, el tiempo dedicado a actividades sedentarias (definidas como permanecer sentado 420 minutos o más al día; por ejemplo, ante una pantalla) es otro blanco que podemos atacar, ya que se asocia con una probabilidad más alta de padecer diabetes y obesidad. La cantidad de tiempo ha ido en aumento en México: en 2006, el promedio era de 216 minutos y en 2015 de 233.3 minutos. El porcentaje de personas sedentarias subió de 13.7 a 14.8%, comúnmente oficinistas, estudiantes y hombres entre 20 y 50 años.[18]

Tabaquismo. De acuerdo con la Encuesta Nacional de Salud y Nutrición de 2021, 4.6% de los adolescentes en México ya ha consumido 100 cigarros o más, y el porcentaje es mayor en adultos (19.1%).[19] El tabaquismo aumenta el riesgo de tener padecimientos cardiovasculares y pulmonares, disminuye la acción de la insulina en los músculos y causa un estado inflamatorio crónico, fenómenos que potencian hasta 42% el riesgo de tener diabetes.[20] Dejar de fumar redujo el riesgo de muerte en los exfumadores, aunque sigue siendo alto incluso después de varios años de no fumar, sobre todo si ocurre un aumento de peso.

Consumo de alcohol. Algunos estudios han reportado una asociación en forma de herradura* entre el nivel de consumo de alcohol y la incidencia de la diabetes, donde el consumo moderado se vincula con un menor riesgo para la enfermedad.[21] Un estudio que siguió a 369 862 personas durante 12 años mostró que los bebedores moderados (una porción al día) tuvieron menor incidencia de diabetes, en comparación con los grandes bebedores (más de cuatro porciones al día) y los no consumidores. Sin embargo, no es posible recomendar el consumo de alcohol en la prevención de la diabetes, ya que su alto contenido calórico (180 calorías por porción) favorece el aumento de peso.

Ingesta de café. El café es una de las bebidas más consumidas en el mundo y contiene una gran variedad de compuestos químicos, entre ellos, la cafeína, un conocido estimulante del sistema nervioso central que incide en

---

* La relación en forma de herradura implica que personas con valores bajos y altos de una variable tienen mayor riesgo de sufrir un problema. Por ejemplo, la relación entre la edad y las caídas: tanto los niños como los adultos mayores tienen más riesgo. O la relación entre el peso corporal y la mortalidad: personas con un peso corporal muy bajo o muy alto tienen mayor probabilidad de morir que el resto de la población.

el estado de alerta del individuo. Diversos estudios epidemiológicos muestran de forma consistente que el consumo de café se asocia con un riesgo menor de diabetes.[22] Los mecanismos que podrían explicarlo se desconocen, pero investigadores postulan que sus antioxidantes y el aumento del gasto energético inducido por la cafeína podrían ser factores protectores. **Contaminantes ambientales.** La exposición crónica a pesticidas, bisfenol A, dioxinas y arsénico se asocia con un mayor riesgo de diabetes. El bisfenol A se encuentra en recipientes de plástico, pinturas y latas. Es recomendable revisar los códigos de identificación de resinas de plástico (señaladas con un triángulo en las etiquetas), pues los productos identificados con los números 3, 6 y 7 contienen contaminantes que aumentan el riesgo de tener obesidad o diabetes.

El arsénico es un metal tóxico abundante en el ambiente, y puede encontrarse tanto en forma orgánica como inorgánica. La contaminación por arsénico en agua y alimentos es común debido a los desechos industriales y algunos procesos naturales, y una exposición crónica a él aumenta entre 14 y 24% el riesgo de diabetes. En Chihuahua, Coahuila, Durango, Hidalgo, Nuevo León, Puebla, Sonora y San Luis Potosí, por ejemplo, se ha comprobado una carga excesiva de arsénico en el agua.[23]

Factores de riesgo personales

Exceso de peso. La obesidad es uno de los factores de riesgo más importantes para la diabetes, en especial cuando la acumulación de grasa ocurre en el abdomen. El riesgo se incrementa cuando el IMC supera los 25 kg/m^2 (excepto en una persona de talla baja, con una estatura inferior a 160 centímetros en hombres y 150 centímetros en mujeres, en quienes el IMC no es un buen indicador del riesgo de diabetes). El riesgo asociado con el sobrepeso (IMC 25-29.9 kg/m^2) en adultos mexicanos residentes del centro del país es 57% más elevado, frente al que se observa en personas delgadas. El riesgo es 146% peor para las personas con obesidad (IMC igual o mayor que 30 kg/m^2).

La obesidad abdominal se define como una relación cintura/estatura superior a 0.5. Las personas con obesidad abdominal tienen 167% más riesgo de padecer la enfermedad. El peor riesgo se observa cuando la obesidad abdominal está acompañada de dos o más de las condiciones siguientes, que duplican el riesgo: glucemia en ayunas mayor que 100 mg/dl, presión arterial mayor que 130/85 mmHg, triglicéridos por encima de 150 mg/dl y colesterol HDL inferior a 40 mg/dl en hombres o 50 mg/dl en mujeres.[24] Por otra parte, las fluctuaciones frecuentes en el peso corporal (variaciones por encima de 2% del peso corporal promedio) también incrementan el riesgo.

Historia familiar de diabetes. Es doble el riesgo de tener diabetes ante la presencia de la enfermedad en un familiar de primer grado. Como mencioné antes, 50% de los adultos en México tiene a alguien con diabetes en su familia, y este porcentaje podría ser todavía mayor si cada persona diagnosticada pidiera a sus familiares que se hicieran una evaluación. El riesgo también se incrementa si los afectados son los abuelos, tíos o familiares lejanos, aunque la magnitud del riesgo no es tan alta.

HISTORIA DE VIDA: ÉXITO COMPARTIDO

Pablo acudió a un chequeo médico en 2002, necesario para ingresar a su primer trabajo. Tenía 32 años, no presentaba síntomas, pesaba 63 kilogramos y tenía una estatura de 161 centímetros. Su resultado de glucemia en ayunas fue de 106 mg/dl, por lo que su médico general le pidió una curva de tolerancia oral a la glucosa: la muestra de dos horas después de tomar una carga de glucosa fue 145 mg/dl. Completó la evaluación con una química sanguínea y hemoglobina glucosilada (HbA1c), y los resultados mostraron concentraciones altas de colesterol ldl (137 mg/dl) y un valor limítrofe de HbA1c (5.9%).

Sus padres habían vivido más de 10 años con diabetes. Su padre sufrió un infarto del miocardio a los 55 años y estaba en tratamiento médico sin que su calidad de vida tuviera limitaciones mayores. Algunos tíos paternos y maternos también sufrían complicaciones crónicas por la diabetes.

Pablo compartió su experiencia con sus familiares y logró que sus hermanos y su esposa se revisaran. Se involucró además con varias organizaciones no gubernamentales para compartir su experiencia. Después de 19 años de seguimiento mantiene el mismo peso y su glucemia no se ha modificado.

Peso al nacer. Este factor también tiene una relación en forma de herradura con el riesgo de desarrollar diabetes tipo 2. En un embarazo de 38 a 40 semanas, nacer con un peso inferior a 2.5 kilogramos o superior a 4 kilogramos aumenta la posibilidad de tener diabetes y sus enfermedades asociadas. Asimismo, la desnutrición en los primeros 1 000 días de vida afecta de manera negativa la composición corporal y la acción de la insulina, situación que continuará a lo largo de la vida. En estos casos, generalmente se mantiene un peso bajo en la infancia pero, al ganar peso en la vida adulta, la probabilidad de tener diabetes es mucho mayor.[25] Por ello, es importante que las personas nacidas con bajo peso adopten y conserven un estilo de vida saludable. La susceptibilidad genética implícita y los efectos adversos de la hiperglucemia, así como el aumento de la adiposidad en los primeros días de vida, suman a la probabilidad de tener diabetes en la adultez.

Diabetes gestacional. Durante el segundo y tercer trimestre del embarazo se incrementan las concentraciones sanguíneas de varias hormonas que disminuyen la acción de la insulina (como la resistina, la leptina y el lactógeno placentario). En la mayoría de los casos, el cambio se compensa con una secreción más elevada de insulina, pero en las personas en proceso de desarrollar diabetes, los cambios adaptativos son insuficientes para mantener la glucemia en rangos normales, así que aparece la hiperglucemia de forma transitoria.

La diabetes mellitus gestacional (DMG) se define como cualquier grado de alteración en la tolerancia a la glucosa que inicia o se detecta por primera vez durante el embarazo, por lo general después de la semana 13. En México, la diabetes gestacional complica entre 12 y 16% de los embarazos, y la importancia de diagnosticarla y tratarla radica en que puede ocasionar resultados adversos para el embarazo. Entre las complicaciones se encuentran: macrosomía (peso igual o mayor que cuatro kilogramos al nacer), lesiones en los hombros del bebe durante el alumbramiento, valores muy bajos de glucosa en los primeros días de vida y un número de cesáreas y preeclampsia más elevado.[26]

La exposición del feto a la hiperglucemia de la madre lo predispone a tener diabetes en el futuro. Además, el antecedente de la DMG deja a la madre en riesgo de recurrencia en nuevos embarazos y de desarrollar diabetes tipo 2 e hipertensión arterial en el futuro, lo mismo que la persistencia del peso ganado durante el embarazo.

Condiciones que indican la existencia de alteraciones en la acción de la insulina. Diversos padecimientos se caracterizan por asociarse con un riesgo mayor de padecer diabetes: por ejemplo, hipertensión arterial, hiperuricemia (ácido úrico en sangre superior a 7 mg/dl en hombres y 6 mg/dl en mujeres), hígado graso (se manifiesta como concentraciones altas de transaminasas en plasma), síndrome de ovario poliquístico (se manifiesta como irregularidades menstruales, exceso de vello corporal y acné) y concentraciones altas de triglicéridos (mayor que 150 mg/dl) o bajas de colesterol HDL (menor que 40 mg/dl). La diabetes también es común en personas que han sufrido un infarto del miocardio o un infarto cerebral, y en ellos es necesario hacer una búsqueda intencionada de la enfermedad de forma periódica.

Estrategias de prevención

Existen dos tipos de estrategias, las que se aplican a toda la población y las de casos en riesgo. En la primera se busca reducir el riesgo de la diabetes al generar entornos saludables, incrementar el acceso de la población a verduras y frutas, reducir el consumo de alimentos y bebidas que impactan de manera negativa la salud, aumentar el acceso a los servicios de salud, crear conciencia sobre la enfermedad, brindar educación sobre la salud y disminuir el consumo de tabaco, alcohol y otras drogas. Dichas acciones tienen grandes efectos sobre muchos padecimientos crónicos (como enfermedades cardiovasculares y algunas formas de cáncer). Por otra parte, la prevención de los casos en riesgo inicia con la identificación del caso:

Identificar personas en riesgo. Todas las personas que tengan una o más de las condiciones siguientes se consideran en riesgo y deben medir su concentración de glucosa en ayunas al menos una vez entre uno y cinco años:[27]

- IMC mayor que 25 kg/m^2 o que el percentil 85 para niños o adolescentes.
- Perímetro de la cintura superior a 80 cm en mujeres o 90 cm en hombres.
- Relación cintura/estatura por encima de 0.5.
- Antecedente familiar de diabetes, en especial si se trata de padres, hermanos o hijos.
- Migración reciente de una zona rural a un área urbana.
- Antecedente de diabetes gestacional o haber tenido hijos con peso superior a 4 kg al nacer.
- Enfermedad coronaria o vascular por aterosclerosis.
- Hipertensión arterial.
- Triglicéridos por encima de 150 mg/dl.
- Colesterol HDL inferior a 40 mg/dl.
- Bajo peso al nacer.
- Haber presentado un peso arriba de 4 kg al nacer.
- Actividad física insuficiente (menos de 150 minutos a la semana).
- Síndrome de ovario poliquístico.
- Hígado graso.

La frecuencia de las mediciones dependerá del número y la magnitud de los factores, además de los valores glucémicos obtenidos en la medición inicial.

Identificación oportuna de la diabetes y de las condiciones que la preceden. Se recomienda evaluar siempre todos los factores asociados con un riesgo mayor de diabetes (listados antes) cada vez que una persona adulta visita un servicio de salud. Asimismo, es importante considerar la medición de la glucosa en personas menores de 40 años si tienen dos o más factores de riesgo, o si algún familiar recibió un diagnosticó de diabetes antes de cumplir esta edad.

Uso de cuestionarios validados. Se han creado diversos cuestionarios para medir el riesgo de tener diabetes a mediano plazo, y uno de ellos tiene la ventaja de haber sido creado a partir de datos poblacionales del centro de México.[28]

Contesta las siguientes preguntas y, si tus respuestas son afirmativas, suma los puntos obtenidos con cada una:

¿Tienes...?	SÍ	NO	RESULTADO
Más de 40 años	2	0	
Antecedentes de diabetes de primer grado (padres, hermanos, hijos)	1	0	
Índice de peso-estatura superior a 0.5	2	0	
Hipertensión arterial	2	0	
IMC mayor o igual que 30 kg/m²	2	0	
		Total:	

Puntuación	Interpretación
1-3	Sin riesgo
4-6	Riesgo moderado
7-8	Riesgo moderado alto
9	Riesgo alto

Otros cuestionarios, como el Findrisc (que puedes encontrar en línea), se han utilizado en varias poblaciones de Latinoamérica.[29] Si la persona tiene un puntaje superior a 12, se considera de riesgo alto.

Independientemente del método utilizado, el paso siguiente es medir la glucemia después de 8 horas de ayuno o máximo 12. Para ello, debes estar en condiciones habituales, sin haber tenido un evento de estrés seis semanas antes (por ejemplo, fiebre, cirugías o infecciones graves). El resultado se interpreta en tres categorías:

1. Valores menores que 100 mg/dl. El riesgo de tener diabetes es bajo a mediano plazo. No obstante, se recomienda siempre adoptar un estilo de vida saludable.

2. Concentraciones entre 100 y 125 mg/dl. Esta categoría se denomina "prediabetes". Se recomienda hacer una prueba de tolerancia oral a la glucosa para identificar si tienes intolerancia a la glucosa (condición de alto riesgo) o diabetes. Se toma una muestra de sangre antes de beber la glucosa y dos horas después. Si la glucemia en ayunas es mayor que 110 mg/dl, se considera que el riesgo de tener diabetes es alto, independientemente del resultado de la curva de tolerancia oral a la glucosa. La prueba tiene algunas limitantes, como el tiempo necesario (por lo menos un par de horas), las molestias que ocasiona el consumo de 75 gramos de glucosa (en algunos casos, náuseas y vómito) y su variabilidad; sin embargo, es el método más sensible para diagnosticar tanto diabetes como casos en riesgo. Las personas con prediabetes deben incorporarse a un programa de prevención de la enfermedad, y se recomienda repetir el análisis de glucemia en ayunas al menos una vez al año. Concentraciones iguales o mayores que 126 mg/dl se diagnostican como diabetes, pero se recomienda repetir la medición para confirmarlo.

3. Concentraciones entre 140 y 200 mg/dl. Obtener estas cifras en la prueba de tolerancia a la glucosa clasifica a la persona en

un alto riesgo de tener diabetes a mediano plazo (50% a 10 años). Los valores iguales o superiores a 200 mg/dl implican un diagnóstico de diabetes.

Opciones para personas en riesgo

La prevención de la diabetes en personas en riesgo es una de las intervenciones con menos costo y más beneficio que hay. Los alcances de la intervención no se limitan a la prevención de esta enfermedad, ya que disminuye también la incidencia de otras enfermedades metabólicas, como el hígado graso y la hipertensión arterial. De ser exitosa la intervención, se logra un cambio de estilo de vida a largo plazo. Desafortunadamente, se implementa con menos frecuencia por no detectar los casos en riesgo y por no haber suficiente disponibilidad de programas de prevención estructurados.

Diversas intervenciones han demostrado reducir la incidencia de la diabetes o al menos retrasar la aparición de la hiperglucemia. Este último beneficio no es algo menor: uno de los determinantes principales del pronóstico de funcionalidad a largo plazo y de la tasa de supervivencia es la edad al inicio de la enfermedad. La calidad de vida futura es notablemente mejor en personas cuyo padecimiento se presentó después de los 60 años, en lugar de 40.

Entre nuestras opciones se encuentran la pérdida de peso (sin importar el método), algunos medicamentos (metformina, orlistat, tiazolidinedionas, acarbosa, inhibidores de la enzima dipeptidil peptidasa IV, insulina) y la cirugía bariátrica, los cuales desarrollaré en el capítulo siguiente, pero el protocolo más empleado es adoptar un estilo de vida que fomente la pérdida de peso. Se requiere una reducción de al menos 10% del peso inicial para revertir las deficiencias en la utilización de la glucosa, y reducciones entre 3 y 10% tienen efectos positivos en la concentración de triglicéridos y en la presión arterial.

No obstante, la mejor estrategia es combinar intervenciones que incluyan:

- Adoptar una alimentación con restricción de por lo menos 500 calorías respecto al consumo habitual.
- Limitar el consumo de azúcares simples, grasas saturadas, alcohol y bebidas azucaradas.
- Realizar 30 minutos ininterrumpidos o más de ejercicio durante cinco o más días a la semana.
- Suspender el consumo de tabaco.
- Identificar y corregir los trastornos de la conducta alimentaria.
- Atender los trastornos afectivos (en especial, depresión y ansiedad) y los trastornos del sueño.

Es indispensable hacer cambios en la alimentación, el ejercicio y el manejo adecuado de las emociones. Si alguna de estas intervenciones no se implementa de manera correcta, no se obtendrán resultados satisfactorios. Por ende, se recomienda trabajar con un equipo integrado por un médico, un licenciado en nutrición, un licenciado en psicología y un activador físico. Muchas veces, implementar intervenciones implica además el reto de vencer barreras de carácter educativo y sociocultural, así que el apoyo de este equipo personal será de gran ayuda. Es deseable contar con alternativas comunitarias, donde personal no médico también esté entrenado para hacerlo, como es el caso de la YMCA y hacer uso de mensajes de celular, aplicaciones y videoconsultas.

Múltiples estudios ya han demostrado el éxito de intervenciones preventivas. Uno de los principales ejemplos es el estudio Da Qing IGT, el cual siguió durante seis años a 660 hombres y mujeres con intolerancia a la glucosa, procedentes de 33 clínicas de atención primaria en la ciudad de Da Qing, en China. La incidencia de diabetes tipo 2 acumulada fue de 68% en el grupo control, 44% en el grupo con dieta, 41% en el grupo con ejercicio y 46% en el grupo con dieta y ejercicio.[30] El beneficio de la intervención fue similar en sujetos obesos y en aquellos con un IMC dentro de lo normal.

Otro estudio importante, que además incluyó el uso de medicamentos, es el Programa de Prevención de Diabetes, implementado en 27 clínicas de Estados Unidos. Se siguió a 3 234 personas con glucosa en ayunas mayor que 100 mg/dl y un valor entre 140 y 200 mg/dl en la muestra de dos horas de la curva de tolerancia oral a la glucosa.[31] Se asignó al azar 850 miligramos de metformina dos veces al día o la adopción de un estilo de vida saludable, con el fin de perder cuando menos 7% del peso corporal y hacer ejercicio mínimo 150 minutos a la semana. Al final del seguimiento (2.8 años, en promedio), la incidencia anual de diabetes fue de 11, 7.8 y 4.8 personas de cada 100, en los grupos de placebo, de metformina y con cambios en el estilo de vida, respectivamente. En comparación con el grupo placebo, la incidencia de diabetes disminuyó un respectivo 58 y 31% en los grupos que implementaron cambios de estilo de vida y recibieron medicamentos. La conclusión fue que, para prevenir un caso de diabetes durante un periodo de tres años, 6.9 personas tendrían que participar en el programa de intervención con un nuevo estilo de vida y 13.9 personas tendrían que tomar metformina.[32]

Estos procedimientos se han adaptado incluso a los recursos de países en desarrollo con limitaciones económicas y no ha habido disminución en los beneficios de la intervención.[33] Sin embargo, si bien varios medicamentos han demostrado disminuir la incidencia de diabetes, ninguna de las opciones farmacológicas supera los cambios en el estilo de vida (asumir el hábito de consumir una dieta saludable y hacer ejercicio con regularidad).

Las intervenciones diseñadas para prevenir la diabetes tipo 2 tienen repercusiones económicas tanto para las instituciones del sector salud como para la sociedad: en los análisis de costo-efectividad que evalúan el gasto de prevenciones exitosas o de un inicio retardado de la enfermedad, así como los años de vida de calidad ganados, se emplean modelos matemáticos de simulación para calcular la probabilidad de la progresión desde los estados de riesgo al inicio de la enfermedad y la aparición de complicaciones. Tales modelos se alimentan con datos provenientes del estudio evaluado, así como de la historia natural conocida de la enfermedad.

En México, el IMSS implementó el programa PrevenIMSS, dirigido a niños, adolescentes, adultos y adultos mayores, para detectar a los sujetos en riesgo, promover la reducción del peso corporal y motivar a los derechohabientes a adoptar el hábito de una vida saludable. Sin embargo, el principal problema de este programa estriba en la pérdida de la continuidad, la estandarización deficiente de las intervenciones y de las evaluaciones de los resultados.

Además de las campañas en medios masivos de comunicación que pretenden crear conciencia sobre los daños a la salud derivados de la obesidad, se requiere una estrategia de mayor penetración. Los dos escenarios ideales para lograr esto último son el área laboral y los servicios de atención primaria y de medicina preventiva del sector salud. Al considerar que casi todas las empresas tienen un área médica, es necesario contar con el compromiso de los empresarios para realizar el diagnóstico de salud de sus trabajadores y tomar las medidas preventivas necesarias. La estrategia de comunicación no debe centrarse en el aporte de información; debe inducir a la reflexión, al cambio de conducta y al autocuidado.

La prevención de la diabetes es la mejor manera de reducir el impacto social y económico que tiene la enfermedad en nuestro país, pero es necesario identificar a las personas en riesgo e implementar intervenciones estandarizadas. Se necesitan campañas de información que nos motiven a conocer el riesgo de la diabetes, pues los beneficios de disminuirlo directamente rebasan la prevención de la enfermedad. Las unidades de primer contacto son el mejor escenario para hacer la identificación, y cada contacto con un servicio médico es una oportunidad para descubrir a quienes estén en riesgo. Tu médico y tu equipo de profesionales de la salud te pueden ayudar a superar cualquier barrera y adoptar las intervenciones adecuadas a largo plazo.

3

¿Cómo vivir con diabetes?

El tratamiento de la diabetes tiene dos objetivos: evitar los síntomas causados por las concentraciones anormales de glucosa en la sangre y prevenir las complicaciones agudas y crónicas de la enfermedad. Entre los errores más comunes que cometen las personas que viven con diabetes y los profesionales de la salud es asumir que la ausencia de síntomas es indicador de un manejo adecuado. Al hacerlo, se pierde la posibilidad de prevenir las complicaciones.

La prevención de las complicaciones se basa en la corrección de los factores que determinan su aparición. Aplica tanto para las microvasculares (por ejemplo, daño renal o en la retina) como las macrovasculares (por ejemplo, infarto del miocardio). El manejo no se limita a la corrección de la hiperglucemia; requiere una visión integral basada en el desarrollo de competencias que tus familiares y tú crean con el apoyo de profesionales de la salud (idealmente un equipo multidisciplinario que incluya médicos, educadores en diabetes, especialistas en nutrición y apoyo psicológico), y su éxito depende de las decisiones cotidianas y los ajustes periódicos. La meta es proporcionar un tratamiento completo, cuidando cada uno de los diferentes aspectos relacionados con la enfermedad mediante la colaboración de todos los miembros.

Dos elementos fundamentales son la educación y el empoderamiento, ya que gran parte del tratamiento depende del paciente. Y dado que el empoderamiento es un proceso que se va dando con el tiempo, será necesario revisar más de una vez el desarrollo de las competencias requeridas para lograr su cumplimiento óptimo y perdurable. La instrucción que se brinda en cada consulta y el uso de herramientas tecnológicas ayudan a educarte sobre la enfermedad, y es indispensable que aclares tus dudas y pongas en práctica los conocimientos adquiridos.

Es preciso que encuentres apoyo en tu familia para cambiar tus hábitos, y las personas que te rodean deben contar por lo menos con los conocimientos básicos para resolver una emergencia (como una hipoglucemia), lo que también servirá para prevenir nuevos casos. No debes ocultar tu diagnóstico de diabetes a tus familiares cercanos. Al contrario, debe ser motivo de que todos evalúen su riesgo y el núcleo familiar entero adopte en conjunto un estilo de vida saludable.

¿Cómo se diagnostica?

El escenario ideal es el diagnóstico de la enfermedad antes de la aparición de los síntomas. Todas las personas con factores de riesgo de diabetes (descritos en el capítulo 2) deben hacerse una revisión anual, incluyendo medir la glucemia en ayunas. El diagnóstico de la diabetes se puede hacer a partir de la glucemia en ayunas (mayor o igual que 126 mg/dl), de la hemoglobina glucosilada (HbA1c mayor o igual que 6.5%) o de un valor en la muestra de dos horas (mayor o igual que 200 mg/dl) durante una curva de tolerancia a la glucosa. De los tres criterios, este último es el más sensible y permite el diagnóstico antes que los otros dos métodos. De todas maneras, la HbA1c es el método más específico.

Es conveniente repetir la medición con que se hizo el diagnóstico para confirmarlo si acaso los valores son limítrofes o no existen síntomas atribuibles a la enfermedad. Es común que exista discrepancia entre los métodos de diagnóstico al inicio del padecimiento; por ejemplo, es frecuente que el diagnóstico se establezca con la curva de tolerancia a la glucosa, pero el valor de HbA1c sea menor que 6.5%. Todas las guías vigentes aceptan la existencia de un criterio anormal como suficiente para hacer el diagnóstico.

En la práctica, el escenario antes mencionado no ocurre con la mayoría de los pacientes. Casi todos los diagnósticos se hacen por la presencia de síntomas con valores de glucosa en ayunas superiores a 200 mg/dl, cuando el desarrollo de la diabetes lleva varios meses o incluso años. En México, 15% de los pacientes tiene ya un daño en la retina al momento del diagnóstico. Se requiere una exposición de 10 años para que se presente una retinopatía diabética, dato que habla de un diagnóstico tardío.

Si bien el diagnóstico de la diabetes puede ser difícil de aceptar, se deben eliminar los miedos con información y evitar el rechazo con propuestas de acción. El tratamiento disminuye el riesgo de tener complicaciones crónicas, discapacidad y depender de terceros, además de que prolonga la expectativa de vida. Como ya comenté antes, implementar un estilo de vida adecuado es la piedra angular del tratamiento, clave para lograr un envejecimiento saludable. Al ponerlo en práctica, notarás una sensación de bienestar e identificarás otros síntomas ocasionados por la diabetes a los que no se suele dar importancia (como la fatiga crónica, las alteraciones del sueño y las fluctuaciones emocionales).

La diabetes es una enfermedad crónica que no tiene cura hasta la fecha. Con el tratamiento es posible mantener estables, dentro de límites normales, las concentraciones de glucosa y de otras variables relacionadas (como el colesterol, los triglicéridos y la presión arterial), pero esto no significa que se obtuvo la curación, pues al suspender el tratamiento reaparecen las anormalidades en poco tiempo.

Tratamiento integral

Hay múltiples causas para la falta de efectividad de un tratamiento, pero podemos clasificarlas en las relacionadas con el sistema de salud, con los profesionales de la salud y con los pacientes. En lo relativo al sistema, contamos primero el acceso insuficiente a los servicios de salud, el tiempo insuficiente de consulta, la ausencia de equipos multidisciplinarios, los métodos de registro de información inadecuados, el poco acceso a los medicamentos o a exámenes de laboratorio, los procesos administrativos ineficientes y el diseño de los servicios de salud que limitan la prestación del servicio por parte del personal entrenado exprofeso.

Las variables relacionadas con los prestadores son la preparación insuficiente en el manejo de la diabetes, la inercia clínica (es decir, no modificar el tratamiento cuando hay señales claras de que sea insuficiente), las dificultades para obtener conocimientos en fuentes confiables de información, la ausencia de entrenamiento para trabajar en equipo o para emplear herramientas que apoyen la toma de decisiones, y el desconocimiento de las guías de práctica clínica.

Es muy importante que tengas una comunicación abierta con los profesionales de la salud que te atienden para establecer los objetivos de las consultas. Ellos deben desarrollar las aptitudes adecuadas para brindarte una atención enfocada en tus necesidades y evaluarlas de forma proactiva. Ahora bien, la responsabilidad de tu médico tratante no termina con la distribución de la información; debe ser capaz de ayudarte a incorporar sus recomendaciones en tu rutina, identificar los factores que limitan la modificación de tus hábitos y ofrecer alternativas para superarlos. El tratamiento deberá ser flexible para que puedas (sin importar tu escolaridad o condición económica) ser capaz de ponerlo en práctica.

La atención centrada en el paciente permite que tú asumas las responsabilidades que te corresponden, encaminándote a un autocuidado eficaz y permanente, precisamente para evitar factores generados por ti que puedan entorpecer tu manejo, entre los que destacan la ausencia de motivación para adherirse al tratamiento, conocimiento insuficiente de la enfermedad y sus complicaciones, mitos, coexistencia de comorbilidades, trastornos de la conducta alimentaria, depresión, alcoholismo, adicciones y problemas económicos, familiares o laborales. Cabe mencionar que el diagnóstico puede tener algunas implicaciones laborales en ciertas profesiones u oficios, como es el caso de militares, operadores de equipos de precisión y miembros de la industria aeronáutica, pero existen normativas laborales que te protegen contra la discriminación y puedes consultarlas en el artículo 54 de la Ley Federal del Trabajo.

Es común que la persona que vive con diabetes logre el control de la glucemia desde la primera consulta y desaparezcan sus síntomas, con lo que asume entonces que el resto de las acciones son innecesarias y ya no lleva a cabo evaluaciones ni ajustes pertinentes, y no se ocupa de su padecimiento hasta que surgen nuevos síntomas. Este patrón de comportamiento resulta en recaídas frecuentes y una progresión acelerada de la enfermedad. La *calidad* del control que logres alcanzar en los 10 primeros años de tu enfermedad determinará tu futuro.

HISTORIA DE VIDA: EL CAMBIO ES NECESARIO

El estilo de vida de Héctor era particularmente sedentario. Hacía todos sus traslados en automóvil y destinaba un alto porcentaje de su tiempo a trabajar sentado frente a una computadora. Sus horarios de alimentación eran impredecibles, omitía el desayuno, hacía su comida principal fuera de casa durante los días laborables y compraba comida rápida los fines de semana. Dormía entre cuatro y cinco horas. Tenía un mal manejo de sus emociones y con frecuencia se daban episodios en que comía por ansiedad.

Al enterarse de que tenía un riesgo de tener diabetes y haber visto la experiencia de sus familiares, decidió cambiar su estilo de vida. Buscó la asesoría de un equipo compuesto por una licenciada en nutrición, un terapeuta y un médico endocrinólogo. Después de tres sesiones con cada integrante del equipo logró cambios mayores en su alimentación, su actividad física y el manejo de sus emociones. No requirió el empleo de medicamentos.

Una decisión clave fue establecer horarios para sus actividades laborales (con lo cual identificó una gran cantidad de tiempo muerto dentro de su rutina en el trabajo), para su alimentación y su actividad física. Rápidamente, Héctor aprendió a combinar los alimentos en cada comida de manera adecuada, y organizar mejor su día facilitó programar sus comidas. Empezó a usar la bicicleta para la mayoría de los traslados, y este aumento del tiempo dedicado al ejercicio mejoró además la calidad de su sueño, redujo su ansiedad y potencializó su eficiencia laboral. Fue este conjunto de acciones lo que mejoró su calidad de vida.

La corrección de la glucemia no es suficiente para prevenir las complicaciones crónicas y manejar las condiciones que coexisten con la enfermedad. Entre las metas se encuentran la corrección de las concentraciones de colesterol y de las cifras de presión arterial —elementos cruciales para prevenir complicaciones cardiovasculares—. Tener el colesterol alto o la presión arterial elevada representa un riesgo peor de sufrir infarto del miocardio que la hiperglucemia, la principal complicación a evitar en la diabetes tipo 2. Desafortunadamente, los médicos y los pacientes con frecuencia omiten estas acciones porque la hipertensión arterial y la hipercolesterolemia son condiciones asintomáticas, cuyo tratamiento no modifica los demás síntomas. Es común omitir los medicamentos correspondientes al no percibir un beneficio inmediato, pero su uso tiene la misma importancia que los medicamentos para el control de la glucemia.

La primera consulta con un médico es clave para entender y afrontar lo que implica vivir con diabetes. La etapa de motivación es determinante en la actitud que adoptes ante la enfermedad, y enfrentar cualquier reto incluye las siguientes seis etapas:

1. Precontemplación. Todavía no consideras que tienes un problema o necesitas introducir un cambio en tu vida. En consecuencia, no sueles acudir por cuenta propia en busca de atención.
2. Contemplación. Consideras y rechazas el diagnóstico. Aunque estás consciente del problema, la balanza que recoge los motivos

para cambiar y los motivos para continuar igual se inclina a favor de rechazar el diagnóstico y el tratamiento.

3. Preparación. Estás motivado a cambiar, lo que para tu profesional de la salud representa el momento de aconsejarte el recurso terapéutico más adecuado. En caso de no conseguir que avances a la etapa de "Acción", retrocederás a la etapa anterior.

4. Acción. Tomas las acciones requeridas para el control del padecimiento.

5. Mantenimiento. Intentas mantener constante el cambio positivo que conseguiste en la etapa de "Acción" y prevenir recaídas.

6. Recaída. Retomas el comportamiento que habías cambiado o estabas en proceso de cambiar. Tras esto, vuelves a una etapa anterior. Es muy importante prevenirla.

A partir de las características y los comentarios de la tabla siguiente podrás identificar en qué etapa del proceso de motivación te encuentras:

Etapa de motivación	Características y actitudes	Abordaje
Precontemplación	*No tienes interés ni información sobre cómo atender un problema* ("No sé por qué me dio diabetes", "No hay motivo para padecer esta enfermedad porque en mi familia nadie la ha tenido", "Seguramente fue por un coraje"). *Minimizas el riesgo de tener complicaciones por la diabetes* ("Me siento bien", "Seguramente el diagnóstico está mal"). *No consideras necesarios los cambios* ("No entiendo por qué debo tomar un medicamento si no me siento mal", "El medicamento	• Identificar barreras, mitos, creencias y pensamientos que impiden el cambio de conducta. Mostrar empatía y mantener comunicación asertiva. • Brindar información indispensable y resolver dudas sobre la diabetes.

	no sirve; no me sentí diferente cuando lo tomé").	
	Tomas acciones por presiones externas ("Vine a consulta porque me lo pidió mi familia", "No puedo cambiar mi rutina; siempre he comido igual y no tolero el ejercicio").	
Contemplación	*Consideras el diagnóstico y rechazas enfrentarlo* ("Sé que mi forma de comer no es adecuada, pero es muy difícil cambiar"). *Asumes que las complicaciones crónicas no te ocurrirán* ("Conozco personas que han tenido diabetes por muchos años y no les ha pasado nada"). *No encuentras cómo iniciar los cambios* ("No sé por dónde empezar", "Me doy mis permisos").	• Identificar que el responsable principal de atender la enfermedad es el paciente; los profesionales de la salud solo forman parte del equipo. • Identificar las metas prioritarias; hacer recomendaciones puntuales y pragmáticas. Resaltar la posibilidad de volverse dependiente de terceros a mediano plazo.
Preparación	*Tienes conocimientos suficientes sobre la enfermedad, pero no has tomado todas las acciones porque no estás convencido del beneficio* ("Me es difícil seguir la dieta todos los días", "Tengo mucho trabajo", "Solo hago ejercicio el fin de semana"). *Buscas beneficios a corto plazo; de no ocurrir, suspendes el tratamiento* ("Por más esfuerzo que hago, no logro perder peso").	• Identificar discrepancias entre lo que se dice y lo que se hace. • Establecer metas claras y realistas, ajustadas al estilo de vida. • Hacer lo que se pueda de forma inmediata. • Reforzar todas las conductas que favorezcan un apego al tratamiento. • Erradicar creencias erróneas sobre la enfermedad y discutir los pros y contras de cambiar el estilo de vida

Acción	Tienes los conocimientos, las aptitudes y las competencias para llevar a cabo el autocuidado. Identificas las conductas de riesgo (por ejemplo, fumar) y las evitas. Cuentas con una red de apoyo y has iniciado el proceso de empoderamiento.	• Reconocer los cambios y logros alcanzados. Generar la sensación de trabajo en equipo. • Reforzar la comunicación entre el profesional de la salud, el paciente y su familia. • Establecer metas claras y realistas.
Mantenimiento	Continúas con las actividades de autocuidado durante más de seis meses ("Me he acostumbrado a hacer ejercicio y me siento mal cuando no lo hago", "Ya reduje el tamaño de las porciones; me siento mal cuando como de más"). Practicas constantemente las estrategias de planeación y enfrentamiento ("Los cambios son parte de mi rutina de vida"). Tu familia y tú logran vivir con la enfermedad, aceptarla y mantener los cambios ("Mi familia ha adoptado mi rutina de alimentación y ejercicio").	• Identificar las barreras que dificultan el apego al tratamiento y acordar alternativas.
Recaída	Abandonas el tratamiento de forma parcial o total ("Dejé la dieta y el ejercicio; es más importante mi trabajo", "No me siento bien siguiendo la dieta"). Encuentras justificaciones para suspender el tratamiento.	• Identificar las razones del abandono del tratamiento y negociar alternativas. • Reforzar los beneficios del tratamiento.

Las estrategias para iniciar el tratamiento se adaptan a la etapa de motivación. Encontrarte en las etapas de precontemplación o contemplación es un factor de riesgo para que el tratamiento no se lleve a cabo, así que en ellas debes obtener información básica, resolver los problemas urgentes, abrir un espacio para generar confianza y negociar de manera gradual los cambios. Es necesario explorar tus miedos, puntos de vista, percepciones, sentimientos, preocupaciones, ideas preconcebidas y cualquier dificultad que limite tu aceptación de las recomendaciones. El cuestionario siguiente te ayudará a saber tu estado de motivación:

Cuestionario de la motivación para adoptar un estilo de vida saludable (CM-EVS)[1]

Llevo o llevaría una vida saludable…	Nada verdadero					Totalmente verdadero	
1. Porque siento que quiero asumir la responsabilidad de mi propia salud.	1	2	3	4	5	6	7
2. Porque me sentiría culpable o avergonzado de mí mismo si no llevara una vida sana.	1	2	3	4	5	6	7
3. Porque personalmente creo que es lo mejor para mi salud.	1	2	3	4	5	6	7
4. Porque otros se enfadarían conmigo si no lo hiciera.	1	2	3	4	5	6	7
5. Realmente no pienso en ello.	1	2	3	4	5	6	7
6. Porque he pensado detenidamente en ello y creo que es muy importante para muchos aspectos de mi vida.	1	2	3	4	5	6	7
7. Porque me sentiría mal conmigo mismo.	1	2	3	4	5	6	7
8. Porque es una decisión importante que realmente quiero tomar.	1	2	3	4	5	6	7
9. Porque siento presión de otros para hacerlo.	1	2	3	4	5	6	7

10. No pienso en cómo hacerlo.	1	2	3	4	5	6	7
11. Porque es coherente con los objetivos de mi vida.	1	2	3	4	5	6	7
12. Porque quiero la aprobación de los demás.	1	2	3	4	5	6	7
13. Porque es muy importante para estar lo más saludable posible.	1	2	3	4	5	6	7
14. Porque quiero que otros vean que puedo hacerlo.	1	2	3	4	5	6	7
15. Realmente no sé por qué.	1	2	3	4	5	6	7
Nivel de motivación: 15-44, bajo; 45-74, moderado; 75-105, adecuado.							

El tratamiento inicia con el empoderamiento. La Organización Mundial de la Salud define este concepto como "el proceso por medio del cual las personas obtienen el control sobre las decisiones y acciones que afectan la salud".[2] Las personas se empoderan cuando tienen el conocimiento adecuado para tomar decisiones racionales, los recursos para implementar tales decisiones y la experiencia suficiente para evaluar la efectividad de lo que eligen.

Los tres pilares principales del empoderamiento en la diabetes son:[3]

1. La diabetes es una enfermedad controlada por ti, el paciente.
2. Tú debes ser capaz de tomar decisiones basadas en la información proporcionada por el equipo de salud.
3. Tú debes identificar e implementar los objetivos de tu tratamiento, ya que tienen un impacto real en tu vida.

El enfoque del empoderamiento no implica convencer, persuadir o cambiar la mentalidad de las personas. Empoderar requiere la facilitación y el apoyo del entorno para que reflexiones sobre tu propia experiencia de vivir con diabetes.[4] El objetivo es impulsar la autorreflexión en un entorno caracterizado por la seguridad psicológica, la calidez, la colaboración y el respeto.

Un escenario común es que los pacientes tengan conocimiento de la diabetes, pero no estén empoderados, y ocurre en personas que han vivido con diabetes muchos años, pero tienen complicaciones crónicas. Contar con información no es sinónimo de empoderamiento.[5]

Existen cuatro momentos críticos para evaluar la necesidad de educación y apoyo en el autocontrol de la diabetes: 1) al momento del diagnóstico, 2) anualmente, 3) cuando surgen factores que complican y 4) cuando ocurren las transiciones en la atención. Los resultados clínicos, el estado de salud y la calidad de vida son objetivos clave en la educación y el apoyo del autocontrol de la diabetes que deben medirse como parte de la atención de rutina.

Gracias a cuestionarios como la Escala de Empoderamiento de la Diabetes (DES, Diabetes Empowerment Scale) podemos medir el empoderamiento. Desarrollado en el año 2000 para medir la autoeficacia de las personas con diabetes, en su versión actual cuenta con 28 elementos que calculan tres subescalas: 1) gestionar los aspectos psicosociales de la diabetes, 2) evaluar las insatisfacciones y la disposición al cambio, y 3) establecer y alcanzar metas.[6]

Escala de Empoderamiento de la Diabetes (DES)

En general, creo que yo:	Muy de acuerdo	De acuerdo	Ni de acuerdo ni en desacuerdo	En desacuerdo	Muy en desacuerdo
1. Conozco con qué partes del cuidado de mi diabetes estoy insatisfecho.					
2. Soy capaz de convertir mis metas en un plan de acción práctico y concreto.					
3. Puedo intentar diferentes cosas para superar las barreras que enfrento para lograr mis metas.					

4. Puedo decir cómo me siento al *vivir* con diabetes.					
5. Conozco maneras positivas para enfrentar el estrés que me provoca la diabetes.					
6. Sé dónde puedo encontrar apoyo para vivir y cuidar mi diabetes.					
7. Conozco lo que me ayuda a permanecer motivado para cuidar mi diabetes.					
8. Me conozco lo suficiente como persona para tomar decisiones convenientes en el cuidado de mi diabetes.					

Otro cuestionario es la Escala de Áreas Problemáticas en la Diabetes (PAID, Problem Areas in Diabetes Questionnaire), desarrollado en 1995 por el Centro de Diabetes Joslin, en Boston, específicamente para evaluar la perspectiva del paciente sobre la carga emocional de la diabetes y su tratamiento. Contiene 20 elementos que describen emociones negativas relacionadas con la diabetes, y si bien el médico es quien debe interpretar el puntaje final, podrían ayudarte a indentificar ciertos temas que consultar con tu profesional de la salud y mejorar.[7]

Escala de Áreas Problemáticas en la Diabetes (PAID)

	No es un problema	Es un problema menor	Es un problema moderado	Es un problema más o menos grave	Es un problema grave
1. ¿No tienes metas claras y concretas relativas al cuidado de tu diabetes?	0	1	2	3	4
2. ¿Te sientes desanimado con tu tratamiento de la diabetes?	0	1	2	3	4

3. ¿Te sientes asustado cuando piensas en vivir con diabetes?	0	1	2	3	4
4. ¿Pasas situaciones sociales incómodas relacionadas con el cuidado de la diabetes (por ejemplo, que la gente te diga qué tienes que comer)?	0	1	2	3	4
5. ¿Tienes sentimientos de privación en cuanto a los alimentos y tus comidas?	0	1	2	3	4
6. ¿Te sientes deprimido cuando piensas en vivir con diabetes?	0	1	2	3	4
7. ¿No sabes si tu estado de ánimo o tus sentimientos están relacionados con tu diabetes?	0	1	2	3	4
8. ¿Te sientes abrumado por tu diabetes?	0	1	2	3	4
9. ¿Te preocupan las reacciones de glucosa baja?	0	1	2	3	4
10. ¿Te sientes molesto cuando piensas en vivir con diabetes?	0	1	2	3	4
11. ¿Te preocupan constantemente la comida y tu alimentación?	0	1	2	3	4
12. ¿Te preocupan tu futuro y la posibilidad de tener complicaciones graves?	0	1	2	3	4
13. ¿Tienes sentimientos de culpa o ansiedad cuando te desvías de tu manejo de la diabetes?	0	1	2	3	4
14. ¿No "aceptas" tu diabetes?	0	1	2	3	4
15. ¿Te sientes insatisfecho con tu médico tratante de la diabetes?	0	1	2	3	4
16. ¿Sientes que la diabetes ocupa demasiado espacio en tu mente y consume demasiada energía física todos los días?	0	1	2	3	4
17. ¿Te sientes solo con tu diabetes?	0	1	2	3	4
18. ¿Sientes que tus amigos y tu familia no apoyan tus esfuerzos por manejar la diabetes?	0	1	2	3	4

19. ¿Estás lidiando con complicaciones de diabetes?	0	1	2	3	4
20. ¿Te sientes "agotado" por el esfuerzo constante necesario para manejar la diabetes?	0	1	2	3	4

Responder los cuestionarios te ayudará a identificar los cambios que debes implementar o los factores que te impiden apegarte al tratamiento.

Metas del tratamiento

El primer paso es identificar cuáles son las metas del tratamiento, la frecuencia en que deben ser evaluadas y las herramientas existentes para alcanzarlas. La medición de la glucemia y el mantenimiento de los niveles deseados es una meta importante, aunque insuficiente, para prevenir las complicaciones crónicas, así que será necesario asegurar que se cumplan, en la mayoría de las evaluaciones, cada una de las metas mostradas en la siguiente tabla:

Parámetro	Meta	Periodicidad de la medición
Peso	Reducción de 10% en personas con un IMC >25 kg/m². Mantener el IMC entre 19 y 25 kg/m².	Semanal
Presión arterial	<130/80 mmHg	Dos veces a la semana
Glucosa capilar medida de forma aleatoria	80-130 mg/dl	De acuerdo con las características del caso
Glucemia en ayunas	80-110 mg/dl	De acuerdo con las características del caso

HbA1c	<6.5%	Al menos dos veces al año
Triglicéridos	<150 mg/dl	Al menos dos veces al año
Colesterol	<180 mg/dl	Al menos dos veces al año
Colesterol HDL	>40 mg/dl	Al menos dos veces al año
Colesterol LDL	<100 mg/dl o <70 mg/dl, de acuerdo con las características del caso	Al menos dos veces al año
Microalbuminuria	<30 mg al día	Una vez al año
Revisión de los pies	Sin puntos de dolor; uñas y piel en buen estado	Diario
Ejercicio	Al menos 30 minutos de actividad aeróbica	Al menos cinco días a la semana
Conocimientos sobre diabetes	Obtenidos y actualizados de forma continua	
Aspirina	De acuerdo con las características del caso	
Estatina	Diario	
Tabaquismo	Prohibido	
Ingesta de alcohol	>7 raciones a la semana	
Vacunación	Influenza Neumococo Tétanos	Anual Cada 5 años Cada 10 años
Dental	Detección de periodontitis	Anual
Oftalmología	Detección de retinopatía diabética	Anual

Debes considerar la pérdida de peso como una de las metas más importantes del tratamiento. Si tienes obesidad o sobrepeso, el control de la glucemia, de los niveles de presión arterial y de lípidos en sangre tiene un efecto benéfico. Para ver cambios se requiere perder por lo menos 5% del peso, sin embargo, necesitas una reducción de 10% para concluir que el tratamiento ha sido exitoso, ya que es cuando se dan cambios en el contenido de grasa en el hígado y hay una disminución de la concentración de ácido úrico y diversas sustancias que regulan las vías inflamatorias —activas en personas con obesidad o diabetes—. Una pérdida de peso mayor a 15% puede revertir la enfermedad de forma transitoria.

Para alcanzar esta meta se necesita un plan de alimentación adecuado, un programa de actividad física y un manejo adecuado de las emociones. Si consideras que en este momento no es posible o factible cambiar tu estilo de vida, lo mejor es posponer el tratamiento para otro momento, pues podría resultar en un fracaso, deteriorar tu autoestima y crear un impacto psicológico negativo.

Si, por el contrario, te enfocarás en tu tratamiento, es necesario primero identificar las conductas predominantes que favorecen el aumento de peso, diseñar una estrategia correctiva y acordar con tu equipo médico las metas a alcanzar. El plan de alimentación debe ser personalizado e idealmente prescrito por un especialista en nutrición para eliminar por lo menos 500 calorías de tu consumo calórico habitual, aunque este debe adaptarse a la respuesta obtenida. Es importante que las recomendaciones sean flexibles y aplicables sin importar el sitio donde ingieras los alimentos.

Tu programa de actividades cotidiano debe incluir ejercicio, con un componente aeróbico (10 000 pasos al día, con un periodo de actividad física continua de mínimo 30 minutos) y uno de resistencia para mantener o incrementar la masa muscular. Debes aumentar el ejercicio de forma progresiva para lograr una reducción continua del peso, ya que incrementar la masa muscular eleva la generación de calor y reduce así el riesgo de recuperar el peso.

Para perder peso también se requiere recibir un tratamiento adecuado de las alteraciones en el manejo de las emociones (depresión y ansiedad), de la conducta alimentaria (trastorno por atracón) y del sueño (interrupciones repetidas del sueño en la madrugada). Es necesario identificar los factores cotidianos a favor del aumento de peso y verificar que las metas acordadas se cumplan (por ejemplo, consumo de alcohol, horarios irregulares, ingesta de alimentos en el lugar de trabajo o en la recámara). Comenta las barreras que identifiques en tu tratamiento y verifica las soluciones acordadas entre tu equipo médico y tú. Evita caer en el uso de programas de alimentación de moda o extremos, en el uso de "medicamentos" que prometen soluciones mágicas o suplementos alimenticios costosos.

LAS EMOCIONES Y LOS TRASTORNOS DE LA CONDUCTA ALIMENTARIA

Los afectos, la ansiedad y la depresión son condiciones que se deben explorar de forma sistemática en todas las personas con enfermedades crónicas, como la diabetes. Algunos de los síntomas que nos alertan sobre la presencia de un trastorno emocional son fatiga crónica (en especial si aparece desde la mañana), interrupciones del sueño durante la madrugada, desinterés por las labores habituales, ausencia de placer por actividades que antes te interesaban, irritabilidad, problemas de concentración y labilidad emocional. Si sufres estas molestias, es probable que estés deprimido o tengas un trastorno de ansiedad. Considera que requiere el apoyo de un psicólogo o un psiquiatra, y la ausencia de un tratamiento específico es una de las causas más frecuentes para abandonar el manejo de enfermedades crónicas o de que haya una eficacia menor que la esperada.

Otra condición a explorar son los trastornos de la conducta alimentaria, como el atracón, la anorexia y la bulimia. Los síntomas que sugieren la existencia de anorexia nerviosa son alimentación extremadamente restringida y ejercicio intenso y excesivo, delgadez extrema sin una causa aparente, intentos constantes por adelgazar, miedo a subir de peso, imagen corporal distorsionada, autoestima influida por las percepciones del peso y la forma del cuerpo, rechazo a aceptar la gravedad de tener un bajo peso corporal, ausencia o irregularidades en el periodo menstrual, pérdida del esmalte dental, crecimiento de vello fino en todo el cuerpo (lanugo), estreñimiento de difícil control y presión arterial baja persistente.

La bulimia se caracteriza por el consumo de alimentos en atracones, en los que se ingiere una gran cantidad sin control, seguidos de un sentimiento de culpa. Pueden existir conductas compensatorias, como la inducción del vómito, el consumo de laxantes o diuréticos, el ejercicio excesivo y el ayuno prolongado.

La anormalidad más común de la conducta alimentaria es el trastorno por atracón. En esta condición se pierde el control sobre lo que se come en uno o más periodos a la semana, seguido de un sentimiento de culpa que generalmente precipita un nuevo atracón. La ingesta de alimento no es determinada por el apetito. A diferencia de la bulimia nerviosa, los episodios de atracones no tienen conductas compensatorias y es frecuente que ocurran en la noche. Por esta razón, las personas con trastorno por atracón a menudo tienen exceso de peso o han intentado perder peso sin conseguirlo.

La pérdida de peso debe darse de forma gradual (en la primera semana, 1-2 kilogramos, seguido de 0.5-1 kilogramos por semana en las subsecuentes). Existe una probabilidad alta de fracaso y rebote si la pérdida de peso ocurre a tasas aceleradas (más de dos kilogramos por semana). El gasto calórico basal, es decir, la energía necesaria para realizar los procesos vitales del cuerpo, disminuye en proporción directa con la reducción de peso. Como resultado, para que continúe la pérdida de kilogramos deberá aumentar poco a poco la duración e intensidad del ejercicio cada cuatro semanas, y ajustar las calorías de la dieta (sin rebasar el límite inferior de 1 000 calorías al día).[8]

A la vez que se implementan estas acciones, es necesario tratar las enfermedades y los síntomas ocasionados por el sobrepeso. Los más comunes son reflujo gastroesofágico, acumulación de grasa en el hígado (conocida como esteatosis hepática no alcohólica), apnea del sueño, concentraciones altas de ácido úrico, insuficiencia venosa y las alteraciones ortopédicas (manifestadas como dolor lumbar o en las rodillas). El reflujo gastroesofágico se manifiesta como ardor faríngeo al despertar, agruras, dolor detrás del esternón, interrupciones en el sueño y consumo frecuente de alimentos para mitigar las molestias. De no ser identificado y tratado, puede volverse una barrera para lograr y mantener la pérdida de peso.

Entre los recursos a considerar se encuentran el uso de aplicaciones, terapias grupales y consultas frecuentes que permitan identificar desviaciones en el tratamiento y hacer ajustes.

Existen opciones intensivas para perder peso, como el uso de sustitutos de alimentos, dietas muy bajas en calorías, ayunos intermitentes o el balón intragástrico, pero los debe valorar tu equipo de salud. Cada opción tiene ventajas y desventajas que necesitas conocer, y no debes considerarlos con profesionales de la salud sin experiencia en su empleo. Existen programas comerciales (por ejemplo, Weight Watchers) que han estandarizado sus intervenciones e incluyen programas de refuerzo para apegarte a las recomendaciones, y sus resultados son superiores a lo que un médico de primer contacto puede lograr.

Por otra parte, la cirugía bariátrica es una opción a considerar para las personas que tienen un IMC superior a 40 kg/m^2 o padecen enfermedades asociadas con la obesidad (como la diabetes) y presentan un IMC mayor que 35 kg/m^2. Se emplea en los casos donde falló el tratamiento médico o hubo limitaciones insalvables para su implementación. Existen diversas alternativas quirúrgicas: las más utilizadas son la banda gástrica y el bypass gástrico en Y de Roux. En el primer caso se reduce el tamaño del estómago, con lo que se induce la saciedad al ingerir una cantidad pequeña de alimento. En el segundo caso se reduce el tamaño del estómago y se deriva su contenido a la porción final del intestino, lo que reduce la absorción de nutrimentos. Solo equipos médicos entrenados específicamente en su realización deben llevar a cabo estos procedimientos. No aceptes que lo haga un cirujano sin experiencia y sin el apoyo de un equipo compuesto por un licenciado en nutrición, un psicólogo y un internista. Son procedimientos eficaces que inducen una reducción de peso superior a 25% pero pueden tener efectos adversos severos. Infórmate de los riesgos y beneficios.

¿ES POSIBLE QUE LA DIABETES REMITA SI PIERDO PESO?

La remisión de la diabetes ocurre en personas que pierden más de 10% de su peso. Esta meta es factible con tratamiento médico intensivo o cirugía bariátrica. En Reino Unido se llevó a cabo el estudio DiRECT,[9] el cual demostró que un programa intensivo de pérdida de peso (con el empleo de sustitutos de alimentos) permitía la normalización de la glucemia sin el uso de medicamentos en 73% de los sujetos con diabetes que perdieron al menos 10% de su peso. El porcentaje fue aún mayor (86%) cuando la reducción de peso era igual o mayor que 15% del peso inicial. La probabilidad de remisión aumenta además en personas que tienen menos de cinco años de evolución y no padecen complicaciones crónicas causadas por la diabetes.

Con la cirugía bariátrica se obtienen resultados equivalentes. La remisión de la enfermedad dura mientras se mantenga el peso perdido. Ya que la diabetes es una enfermedad progresiva, existe la posibilidad de una recaída con el tiempo, pero la remisión evita la exposición a efectos colaterales del tratamiento y es una estrategia eficaz para prevenir complicaciones crónicas.

El control del peso, la medición oportuna de la glucemia, la moderación en el consumo de alcohol y cumplir con las recomendaciones alimentarias y de ejercicio son indispensables para alcanzar las metas de control glucémico. Las metas del colesterol, triglicéridos, colesterol HDL y presión arterial, así como dejar de fumar y consumir estatinas y ácido acetilsalicílico (de estar indicado) son requisitos para prevenir las complicaciones cardiovasculares (infarto del miocardio, infarto cerebral, insuficiencia arterial en los miembros inferiores). La corrección de la hiperglucemia y de la hipertensión arterial son las metas determinantes en la prevención de complicaciones renales, junto con la detección oportuna de las infecciones urinarias y los niveles anormales del ácido úrico. Prevenir amputaciones implica una revisión diaria de pies y uñas, además de la selección adecuada de calzado. La revisión de la cavidad oral, la medición anual de la concentración de albúmina en orina y la revisión de la retina permite el diagnóstico oportuno de las complicaciones crónicas más frecuentes. Finalmente, la vacunación evita hospitalizaciones por algunas infecciones a las que son más susceptibles las personas con diabetes.

Obtener cada meta es resultado de un proceso que inicia con la identificación de las peculiaridades del caso y la búsqueda intencionada de las barreras que pudieran interferir con el tratamiento, seguido de la implementación de las acciones con más probabilidad de éxito, y culminando con la medición de la efectividad del tratamiento. El profesional de la salud está encargado de la primera parte, pero tú eres responsable de llevar a cabo cada componente de las intervenciones acordadas y medir los resultados. Por ello, es muy importante que, como paciente, asumas la responsabilidad de hacerte cargo de tu salud.

Es necesario estar informado

La educación sobre la diabetes es un aspecto fundamental en el cuidado de la enfermedad y, como mencioné antes, es un requisito indispensable para lograr el empoderamiento. Se trata de conocimiento que pondrás en práctica diario. Los pacientes que nunca han recibido información sobre la enfermedad tienen cuatro veces más riesgo de sufrir complicaciones. En la práctica, muchos pacientes tienen problemas para manejar su enfermedad. El estudio DAWN, que incluyó a más de 5 000 personas con diabetes tipo 1 y 2 en 13 países (entre ellos, México), examinó el autocuidado en la diabetes.[10] Se reportó que solo 39% de las personas con diabetes tipo 2 tiene habilidades de autocuidado, lo cual indica problemas psicosociales como la razón principal de no poder hacerlo. Solo 48.8% de los sujetos había participado en algún programa de educación sobre la diabetes.

Las barreras más comunes que enfrentan las personas con diabetes en el proceso de empoderamiento y para obtener información sobre la enfermedad son: falta de interés, percepción de que no es necesaria, costo, problemas de transportación o de acceso a la información, rechazo de las sesiones grupales, falta de tiempo, mitos alrededor de la enfermedad o sus tratamientos, y miedo a conocer los riesgos relacionados con el padecimiento.[11] En la práctica, tu médico (u otro profesional de la salud) y tú construyen juntos la habilidad para tomar decisiones informadas. La meta es aumentar tu autonomía, confianza y autoeficacia para manejar la enfermedad, y el profesional de la salud te ayudará a identificar y resolver los problemas. Sin embargo, recuerda que eres tú quien implementa las acciones con el apoyo de tus familiares.

Puedes obtener información sobre diabetes de manera individual o grupal. Hacerlo en grupo, por ejemplo, tiene ciertas ventajas, pues permite la interacción entre los participantes y un aprendizaje basado en la resolución de problemas. Algunos educadores creen que la educación grupal es mejor que la individual, sobre todo por su equilibrio costo-eficacia, pero la estrategia se debe adaptar a las características y preferencias de cada uno.

Existen varios modelos grupales para el cuidado de las enfermedades crónicas. El modelo de Cuidado Médico Compartido de Scott (Scott's Shared Medical Care Model) y la Consulta Médica Compartida de Noffsinger (Noffsinger's Group Medical Visit) son los más relevantes.[12] En el modelo de Scott, cada visita en grupo tiene cinco componentes clave: socialización, educación, un receso, un periodo de preguntas y respuestas, y una cita individualizada entre el médico y el paciente. El modelo de Noffsinger se diseñó para un grupo cambiante de pacientes (los participantes rotan de una sesión y otra), y pueden participar personas con enfermedades distintas. En el modelo de Noffsinger, un médico dirige el grupo; mientras que en el modelo de Scott el grupo mismo genera la discusión. Otra diferencia es la revisión médica: en el modelo de Noffsinger, la revisión ocurre en el mismo sitio de la discusión en grupo; mientras que en el de Scott, la consulta se da de forma individual. En la vida real, la manera de implementar estos modelos varía según los recursos, el personal y las necesidades de la población, y a veces se aplica una combinación de ambos.

En suma, las visitas en grupo te permiten compartir tu experiencia y recibir apoyo comunitario. En nuestro país se han creado "grupos de ayuda mutua", los cuales siguen el modelo Noffsinger. Están disponibles en el IMSS, en los servicios estatales de salud y en diversas unidades atendidas por la Secretaría de Salud. La participación en estos grupos de otras personas que enfrentan retos similares a los tuyos te permitirá sentirte acompañado durante el proceso de empoderamiento.

El modelo "curativo" o "adherente" —cuando el médico es responsable del diagnóstico y el manejo de la enfermedad, y solo se educa al paciente para seguir las instrucciones— se ha empleado en enfermedades agudas, pero es inadecuado y simplista frente a enfermedades crónicas en las que el paciente es quien debe tomar decisiones a diario sobre su estilo de vida y su tratamiento. En el pasado, la educación sobre la diabetes se basó en la transferencia de información para aumentar el conocimiento; sin embargo, existe una correlación pobre entre el conocimiento y los cambios en el comportamiento. La educación tiene un impacto positivo si logra modificar la conducta de la persona que vive con diabetes.[13]

La educación sobre la diabetes debe valerse de estos cinco pasos y un seguimiento a largo plazo para conservar los beneficios:

1. Valorar. Identificar las conductas a corregir y las barreras para lograr adherirte al tratamiento a largo plazo.
2. Poner metas.
3. Planear. Desarrollar un programa por pasos en el que des prioridad a las acciones a seguir.
4. Implementar. Poner en marcha las acciones con el apoyo de profesionales de la salud y familiares.
5. Evaluar. Medir la calidad de las acciones y corregir los errores.

Modificar la alimentación

El primer paso es analizar tus hábitos, preferencias, creencias, horarios y la disponibilidad de tus alimentos. Es de suma utilidad hacer un registro de tu consumo alimentario durante una semana, incluyendo por lo menos un día del fin de semana: anota el tipo y la cantidad de cada alimento y bebida, la forma de preparación (crudo, frito, asado, etc.) y los condimentos empleados. También sirve tomar fotografías del platillo, usando una regla o un lápiz como referencia para medir el tamaño de la porción. El registro te permitirá identificar qué alimentos aportan la mayor cantidad de calorías y cuáles puedes sustituir. En la tabla siguiente encontrarás una lista de los alimentos de uso común con una alta densidad calórica.

Alimentos con alta densidad calórica

Alimento (100 gramos)	Calorías	Alimento (100 gramos)	Calorías
Helado	255	Taco con carne (1 pieza)	300
Pastel de chocolate	439	Tamal	295
Pay de manzana	353	Torta	700
Dona	407	Refresco (355 mililitros)	180
Croissant	382	Vino (150 mililitros)	180
Pizza (1 rebanada)	300		

El registro también debe incluir los horarios de tus comidas. Es recomendable que hagas por lo menos tres comidas al día, y considera que los periodos largos de ayuno (más de nueve horas) pueden causar hipoglucemias (valores de glucosa inferiores a 70 mg/dl, acompañados de síntomas). Si gustas, incluye comidas intermedias o colaciones, útiles para personas que necesitan insulina. Además de servirte para evitar hipoglucemias, las colaciones también te pueden ayudar a perder peso, ya que ingerir alimentos aumenta la generación de calor, favoreciendo un equilibrio calórico negativo si se trata de una cantidad pequeña de calorías (menos de 150 calorías). Sin embargo, en la práctica muchas veces se da el efecto opuesto porque es común consumir calorías en exceso, así que no incluyas colaciones a menos que tengas la asesoría de un licenciado en nutrición o conozcas el contenido calórico de lo que estás comiendo.

Compra los alimentos adecuados

Para lograr una alimentación saludable en casa, identifica a las personas encargadas de comprar y preparar los alimentos. Deben estar incluidas en la planeación del programa de alimentación para evitar comprar alimentos ricos en grasa y sal, o con un alto contenido de calorías o azúcares. El etiquetado frontal de los alimentos es un instrumento útil para identificar los alimentos no saludables: entre más etiquetas tenga un producto, más riesgos para la salud tendrá. En envases pequeños (por ejemplo, dulces) solo se incluye una etiqueta con un número debido a la falta de espacio, y este corresponde a la cantidad de parámetros que rebasan la normatividad vigente. Infórmate sobre el etiquetado frontal para interpretarlo correctamente.[14]

Al momento de comprar alimentos te recomiendo:

- Planear con anticipación (prepara listas de los alimentos que necesitas adquirir).
- Revisar el etiquetado frontal.
- Adquirir solo la cantidad de alimentos y productos que vas a consumir en un periodo de tiempo predefinido.
- Sustituir el aceite líquido por aceite en atomizador.

- Evitar las presentaciones de gran tamaño, sobre todo si los alimentos tienen una o más etiquetas de advertencia.
- Comprar primero frutas y verduras.
- Evitar refrescos, jugos y bebidas azucaradas. Sustitúyelos por agua, té, café o agua de sabor.
- No comprar con hambre, pues terminarás llevando más de lo necesario.
- Dar preferencia a lácteos descremados en lugar de versiones semidescremadas o enteras.
- Sustituir los cereales regulares por versiones integrales.
- Sustituir las tortillas de harina por tortillas de maíz.
- Elegir margarina en lugar de manteca o mantequilla.
- Evitar comprar frijoles refritos enlatados. Cómelos cocidos o en caldo.
- Sustituir el arroz y las pastas por versiones integrales. O mejor aún, por verduras.
- Elegir cortes de carne con la menor cantidad de grasa posible.
- En lugar de comprar carne molida, compra carne libre de grasa y pide que la muelan.
- Evitar los aderezos con un alto contenido calórico o de sal. Sustitúyelos por vinagre o aceite de oliva.
- Elegir quesos frescos, blancos y con suero (por ejemplo, panela, fresco, cottage o de cabra en sus versiones bajas en calorías). Evita los quesos amarillos, secos, duros o que hagan hebra.
- Comprar pollo sin piel.
- Evitar los alimentos capeados o empanizados.
- Revisar el contenido calórico de los postres. La mayoría tiene una densidad calórica elevada. Elige presentaciones bajas en calorías. Los chocolates endulzados con edulcorantes artificiales tienen una densidad calórica alta, pero puedes sustituirlos con cocoa.

En casa, asegúrate de contar siempre con alguna verdura o fruta. Evita tener comida en la mesa de centro de la sala o en lugares distintos a su sitio de almacenamiento. No debe haber comida en tu recámara ni en tu lugar de trabajo.

¿CÓMO PUEDO MANTENER UNA ALIMENTACIÓN SALUDABLE FUERA DE CASA?

Si debes hacer una o más de tus comidas fuera de casa, es recomendable planear los alimentos que vas a ingerir. Podrías llevar contigo alimentos preparados en casa o usar sustitutos de alimentos, es decir, productos similares a un yogur que aportan las calorías de un desayuno o una cena promedio. Esta opción cuesta menos que una comida en una cocina económica o un puesto de antojitos, donde los menús suelen incluir alimentos ricos en carbohidratos para reducir el costo (arroz, pastas, tortillas, frijoles, gelatinas, postres). Una comida promedio en este tipo de sitios puede tener más del doble de carbohidratos que una comida saludable.

Cuando comas en un restaurante, revisa el contenido calórico de los platillos; cada vez más lugares incluyen dicha información en sus menús. Evita los platillos que aporten más de 700 calorías (el contenido calórico total de la comida principal en la dieta de un adulto sedentario promedio). Si ingieres más calorías de las requeridas, puedes compensarlo en tu siguiente comida o aumentar el tiempo de ejercicio. Evita los sitios donde se sirvan bufets; tener libre acceso a los alimentos da pie a un aporte calórico excesivo.

Plan de alimentación

Una vez que ya hayas reconocido tus hábitos alimenticios y sus determinantes, será posible identificar los cambios requeridos en tu forma de comer. Existen diversas estrategias para modificar la alimentación, pero la más práctica es quitar 500 calorías del consumo habitual, limitando los alimentos que aportan la mayor proporción de calorías totales por su densidad calórica o por la cantidad ingerida. Por ejemplo, puedes sustituir jugos y refrescos (cuyo contenido calórico promedio es de 180 calorías por vaso) por otras bebidas no calóricas, o limitar el número de piezas de tortilla y rebanadas de pan (continúa en página 92)

¿CÓMO LEER LAS ETIQUETAS DE LOS ALIMENTOS?

Todos los alimentos y bebidas envasados cuentan con etiquetas que alertan sobre posibles riesgos para la salud por su consumo frecuente:

	Este sello aparece en los líquidos que aportan 70 calorías por cada 100 mililitros o más. En el caso de alimentos sólidos, aplica si tiene 275 calorías por cada 100 gramos o más.
	Este sello aparece si 10% de las calorías totales de la bebida o del alimento provienen de azúcares libres. En términos generales, es un indicador del azúcar añadido al producto para darle un sabor dulce.
	Este sello aparece en los líquidos que aportan 45 miligramos de sodio por cada 100 mililitros o más. En el caso de los alimentos sólidos, aplica si tiene 350 miligramos de sodio por cada 100 gramos o más.
	Este sello aparece si 10% de las calorías totales de la bebida o del alimento sólido provienen de grasa saturada.
	Este sello aparece si 1% de las calorías totales de la bebida o del alimento sólido provienen de grasas trans. La grasa es añadida durante el proceso de industrialización con el fin de prolongar la duración del producto.
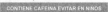	Los productos con cafeína o endulzantes no calóricos tienen una alerta que recomienda no ser consumidos durante la infancia.

Si el producto mide menos de cinco centímetros cuadrados, se utilizarán números que incluyan la cantidad de sellos correspondientes.

Los productos que tengan uno o más sellos no pueden contar con el respaldo de asociaciones médicas ni podrán incluir personajes infantiles, dibujos animados, celebridades, deportistas o mascotas.

(en promedio, 80-100 calorías por porción) a dos al día. De preferencia, elimina la comida chatarra, come ensaladas en lugar de arroz, pastas, lentejas o cremas, y minimiza el consumo de bebidas alcohólicas.

La forma correcta de construir un programa de alimentación saludable es usar el sistema de equivalentes. Los alimentos se clasifican en grupos a partir de su composición, y los equivalentes se calculan por la cantidad de alimento que aporta las calorías correspondientes a cada grupo:

1. Lácteos. Se clasifican en tres subgrupos: enteros (3.25% o más de grasa, *150 calorías por ración*), semidescremados (1 a 2% de grasa, *125 calorías por ración*) y descremados (menos de 1% de grasa, *90 calorías por ración*). Esto incluye la leche en todas sus presentaciones, el yogur y el jocoque. Las presentaciones descremadas son las más recomendables. Una porción equivale a 1 taza (240 mililitros) de leche descremada, 1 taza de yogur descremado o 3 cucharadas de leche descremada en polvo.

2. Panes, almidones, cereales y leguminosas (80 calorías por porción). Son los alimentos que aportan la mayor cantidad de carbohidratos. En este grupo se encuentran el pan, las tortillas, el arroz, las pastas, los cereales, las harinas, la avena, el maíz, el salvado, la tapioca, las galletas, la papa y el camote. Las leguminosas, como frijoles, garbanzos, alubias, chícharos, lentejas y soya se incluyen en este grupo por su contenido de carbohidratos, aunque tienen más proteína que los demás alimentos de esta categoría.

3. Frutas (60 calorías por porción). Son fuente de carbohidratos y fibra. Se dividen en tres categorías, dependiendo de su impacto en la concentración de glucosa en la sangre, el cual se mide a partir del índice glucémico: alto, medio y bajo. Las frutas con un alto índice glucémico provocan elevaciones mayores de glucosa después de su consumo, como la papaya, la naranja, el melón, la sandía y casi todas las frutas blandas y jugosas. En el otro

extremo están las frutas con un índice glucémico bajo, como las fresas (10 piezas o 1¼ tazas), la granada (2 piezas), la guanábana (½ pieza), la guayaba (2 piezas), la pera (½ pieza) y las zarzamoras (½ taza). Las frutas con un índice glucémico medio son las manzanas (1 pieza), las ciruelas (2 piezas medianas), las cerezas (12 piezas) y el durazno (1 pieza mediana). Las opciones recomendadas son frutas con un índice glucémico bajo y medio, pues en general se requieren dos porciones al día.

4. Verduras (0 a 20 calorías por porción). Es el grupo que debe aportar el mayor volumen de alimentos a consumir. Se dividen en dos categorías: libres de calorías (como acelgas, alfalfa, apio, berros, col, coliflor, espinacas, flor de calabaza, jitomate, lechuga y nopales) y las que aportan 20 calorías por ración (equivalente a ½ taza de verduras cocidas o 1 taza si están crudas), como berenjena, betabel, brócoli, calabaza, chayote, chile poblano, espárragos, frijol germinado, haba verde, jícama, pimientos, poro, quintoniles, soya germinada, tomate verde, verdolagas, verduras enlatadas y zanahoria.

5. Carnes. Son la fuente principal de proteína. Se dividen en tres grupos: contenido bajo en grasa (55 *calorías por porción*), moderado (75 *calorías por porción*) y alto (100 *calorías por porción*). Las opciones bajas en grasa deben representar la fuente más abundante de proteínas en tu alimentación, donde se encuentran el pollo sin piel, la carne magra, el conejo, el jamón de pavo o de pierna de cerdo, las claras de huevo, los quesos frescos (cottage, panela o de cabra bajo en grasa), los pescados blancos, el atún en agua y algunos mariscos (cangrejo, camarones). En el grupo de contenido intermedio se encuentra la mayoría de los quesos, los cortes magros de cerdo y el salmón, y pueden ser tu fuente principal de proteína dos o tres veces a la semana. El grupo de contenido alto en grasa incluye los cortes de cerdo y res con grasa, los embutidos y los quesos enteros —consumo que debe ser esporádico (una vez al mes)—.

6. **Grasas.** Se dividen en tres categorías: poliinsaturadas, monoinsaturadas y saturadas. En el primer grupo se encuentra la mayoría de los aceites comestibles, y es preferible su uso en atomizador para disminuir la cantidad de grasa que incorporas a los alimentos. Es preferible consumirlos en crudo (como aderezos), pues al calentarlos se saturan y se vuelven nocivos para la salud. Las grasas monoinsaturadas deben representar la fuente más abundante de grasa en tu alimentación, como el aguacate, las almendras, algunos aceites comestibles y algunas semillas. Mantén tu consumo dentro de un rango moderado, ya que estos alimentos tienen una densidad calórica alta. Evita el grupo de grasas saturadas, donde se encuentran la manteca, la mantequilla, el chorizo y el tocino.

El sistema de equivalentes permite hacer intercambios entre los alimentos que aportan los mismos nutrimentos. Reconocer los grupos también evita que gran parte de las calorías dependa de un solo tipo de nutrimentos, lo cual favorece el equilibrio en la alimentación y permite identificar los límites de consumo para cada alimento. Además, te da opciones para ajustar las recomendaciones a tus preferencias personales y a la disponibilidad de comida.

Para diseñar un programa de alimentación usando las equivalencias, necesitas calcular el número de calorías a ingerir. Primero, calcula cuál es tu peso ideal con la siguiente fórmula:

$$25 \text{ kg} \times (\text{altura en metros})^2 = \text{Peso ideal}$$

Por ejemplo, para una persona que mide 1.76 metros, multiplicamos 25 por 3.0976 (el resultado de 1.76 × 1.76), y obtenemos un peso ideal de 77.4 kilogramos.

Después se calculan las calorías multiplicando el peso ideal por el factor relativo a tu condición y actividad física:

- Hombres con actividad física moderada o mujeres con actividad física alta: 30.
- Mujeres con actividad física moderada u hombres sedentarios o mayores de 55 años con actividad física alta: 25.
- Mujeres sedentarias u hombres mayores de 55 años sedentarios: 20.

Por ejemplo, para un hombre sedentario de 40 años que mide 1.76 metros, multiplicamos 77.4 × 25, y obtenemos 1935 calorías como resultado.

Si fuera necesario que esta persona perdiera peso, restaríamos 500 calorías y la recomendación sería un plan de 1435 calorías, siguiendo el parámetro a continuación:

- Si deseas perder peso, resta 500 calorías al resultado.
- Si deseas mantener el peso, no modifiques el resultado.
- Si deseas ganar peso, suma 500 calorías al resultado.

El paso siguiente es decidir el número de porciones que necesitas de cada grupo. En la siguiente tabla se muestra la cantidad de porciones recomendadas para diversos estratos de calorías, asumiendo una distribución de las calorías en 45% de carbohidratos, 20% de proteínas y 35% de grasas.

Número de porciones en un programa de alimentación

Calorías	Lácteos	Pan y almidones	Frutas	Verduras	Carne	Grasas
1200	2	4	2	libre	4.5	6
1500	2	5	2	libre	6	7
1800	2	6	3	libre	9	9

| 2 000 | 2 | 8 | 3 | libre | 9 | 10 |
| 2 500 | 2 | 11 | 4 | libre | 10 | 12 |

Una vez que conoces el número total de porciones que debes consumir al día, distribuye las raciones entre las comidas con la ayuda del siguiente ejemplo (programa de 1 500 calorías):

Distribución de porciones en un día

	Desayuno	Colación matutina	Comida principal	Colación vespertina	Cena	Colación nocturna
Leche	1	---	---	---	1	---
Pan y almidones	2	---	2	---	1	---
Frutas	---	1	---	1	---	---
Verduras	Al gusto	Al gusto	Al gusto	Al gusto	Al gusto	Al gusto
Carne	2	---	2	---	2	---
Grasas	2	---	3	---	2	

El proceso termina integrando las porciones para preparar un menú. Por ejemplo, el desayuno típico de un adulto contiene una porción de leche, dos de pan, una de fruta, dos de carne y una de grasa, más verduras al gusto. Esto se puede traducir en un sándwich con dos rebanadas de jamón de pavo, un octavo de aguacate, jitomate y lechuga, más una manzana y un vaso de leche descremada, o un omelet con cuatro claras, nopales, una taza de frijóles, media pera y un vaso de yogur bajo en calorías.

Recomiendo que tu médico trabaje en equipo con un licenciado en nutrición para adaptar el programa a tus características y preferencias personales. Necesitas aprender a identificar los grupos de alimentos que conforman un programa de alimentación, el tamaño de las porciones de los alimentos más comunes y cómo hacer las combinaciones correctas. El programa debe ser flexible y viable, sin importar el entorno en que te encuentres, pero toda recomendación debe traducirse en acción.

A continuación encontrarás las porciones de los alimentos más comunes. Son fáciles de recordar, ya que la mayoría corresponde a cantidades unitarias habituales, pero considera que cada opción en la lista equivale a una ración de ese grupo de alimentos en particular.

Equivalencias

Lácteos	
Descremados (90 calorías por ración)	
1 taza o 240 mililitros	Leche líquida descremada
½ taza o 120 mililitros	Leche evaporada descremada
3 cucharadas	Leche en polvo descremada
1 taza o 240 mililitros	Yogur natural descremado
1 taza o 240 mililitros	Jocoque natural descremado
Semidescremados (120 calorías por ración)	
1 taza o 240 mililitros	Leche líquida semidescremada
1 taza o 240 mililitros	Yogur natural semidescremado
Enteros (150 calorías por ración)	
½ taza o 120 mililitros	Leche fresca entera
¼ de taza o 60 mililitros	Leche evaporada entera
1½ cucharadas	Leche en polvo entera
½ taza o 120 mililitros	Yogur natural de leche entera

Panes y almidones	
(80 calorías por ración)	

Pan y tortilla	
⅓ de pieza	Bolillo con migajón
½ pieza	Bolillo sin migajón
½ pieza	Bollo para hamburguesas
½ pieza	Pan para hot dog
1 rebanada	Pan de caja blanco, integral* o de centeno
1 pieza	Tortilla de maíz*

Cereales	
½ taza o 5 cucharadas	Arroz cocido
¼ de taza	Avena en hojuelas*
⅓ de taza	Cereal All-Bran, Fibra Uno o Fibra Max*
1½ tazas	Cereales inflados (arroz inflado y similares)
¾ de taza	Cereal sin azúcar listo para comerse
3 cucharadas	Germen de trigo
2 cucharadas	Harinas (todas)
½ taza	Hojuelas de maíz sin azúcar
⅔ de taza	Hojuelas de trigo integral (Bran Flakes)*
½ taza o 120 gramos	Maíz, elote
1½ tazas	Palomitas con aceite
3 tazas	Palomitas sin aceite
½ taza o 5 cucharadas	Pasta para sopa cocida
½ taza	Salvado de trigo
1½ cucharadas	Tapioca cruda

Galletas	
8 piezas	Animalitos
3 piezas	Centeno

20 piezas	Crutones
4 piezas	Habaneras
4 piezas	Habaneras integrales*
4 piezas	Marías
5 piezas	Melba Toast
2 piezas	Palitos salados sin grasa
4 piezas	Saladas (sin grasa)
4 piezas	Saladas integrales*

Tubérculos	
⅓ de taza o 60 gramos	Camote picado
½ taza o 1 pieza mediana	Papa picada
½ taza	Papa en puré
½ taza	Plátano macho
½ taza	Salsifí

Leguminosas (cocidas)	
⅓ de taza	Alubias,* chícharos,* frijoles,* garbanzos,* habas,* lentejas,* soya

*Opciones preferidas por ser altas en fibra.

Frutas (60 calorías por ración)	
Ricas en fibra y bajas en azúcares	
1/10 de pieza	Chirimoya
10 piezas o ¼ de taza	Fresas
2 piezas	Granada
½ pieza	Guanábana
2 piezas medianas	Guayaba
½ pieza mediana	Pera
½ taza	Zarzamoras

De contenido medio de fibra y azúcares	
12 piezas	Capulines
12 piezas	Cerezas
4 piezas medianas	Chabacano
1 pieza	Chicozapote
2 piezas medianas	Ciruelas
1 pieza mediana	Durazno
2 piezas medianas	Higo fresco
2 piezas	Lima
1 pieza mediana	Manzana
Bajas en fibra y ricas en azúcares	
½ taza	Coctel de frutas frescas
1 pieza grande	Kiwi
$1/_{10}$ de pieza	Mamey
1 pieza grande	Mandarina
½ pieza pequeña	Mango
$1/_3$ pieza pequeña o 1 taza	Melón chino
$1/_8$ de pieza mediana o 1 taza	Melón gota de miel
½ taza	Moras
1 pieza pequeña	Naranja
1 pieza pequeña	Nectarina
1 taza	Papaya amarilla
½ taza	Papaya roja
2 piezas medianas	Pérsimo
¾ de taza	Piña
½ pieza grande	Plátano
1¼ tazas	Sandía
3 piezas	Tejocotes

½ pieza	Toronja
¾ de taza	Toronja en gajos
½ pieza	Tuna
12 piezas	Uvas rojas
20 piezas	Uvas amarillas
½ pieza	Zapote

Jugos de fruta natural, no enlatados (evítalos)

$^1/_3$ de taza	Jugo de ciruela o uva
½ taza	Jugo de manzana o piña
½ taza	Jugo de naranja o toronja
350 mililitros	Jugo enlatado light

Frutas secas

3 piezas medianas	Ciruela pasa
7 mitades	Chabacano
2½ piezas	Dátil
1½ piezas	Higos secos
2 piezas o 4 anillos	Orejones
2 cucharadas	Pasitas

Verduras
(20 calorías por ración)

Ración: ½ taza de verduras cocidas, 1 taza de verduras crudas o ½ taza de jugo de verduras (ocasionalmente), a menos que se indique lo contrario.

Acelgas	Haba verde
Alcachofa (½ pieza mediana)	Hojas de chaya, mostaza o nabo
Berenjena	Huauzontle
Berros	Jícama
Betabel	Jitomate (1 grande)

Brócoli	Jugo de jitomate
Cebolla	Jugo de verduras
Cilantro	Nabo
Coles de Bruselas	Papaloquelite
Colinabo	Pimiento
Chayote	Poro quelite
Chícharos frescos	Quintoniles
Chilacayote	Romeritos
Chile poblano	Soya germinada
Ejotes	Tomate verde
Espárragos	Verdolaga
Espinacas	Verduras enlatadas
Flor de calabaza, maguey o yuca	Xoconoxtle
Frijol germinado	Zanahoria
Guaje verde	

Las siguientes verduras contienen cantidades menores de proteína, lípidos, carbohidratos y calorías. Entre 1 y 2 tazas se consideran de consumo "libre".

Alfalfa germinada	Hongos
Apio	Lechuga
Champiñones	Nopales
Calabaza	Pepino
Col	Perejil
Coliflor	Rábanos

Carnes y derivados Bajo contenido de grasa (55 calorías por ración)	
Carnes	
30 gramos	Aves: carne sin piel de codorniz, faisán, gallina, ganso, pato, pavo o pollo

30 gramos	Conejo
30 gramos	Res, bola, falda, filete, sirloin
30 gramos	Venado: partes magras

Embutidos

30 gramos	Jamón de pavo o pierna de cerdo
30 gramos	Lomo canadiense

Huevo

2 piezas	Clara de huevo

Quesos

2 cucharadas o ¼ de taza	Queso cottage (todos)
30 gramos	Queso light (55 calorías por ración)
2 cucharadas	Queso parmesano

Pescados y mariscos
(frescos o enlatados en agua)

4 piezas o 60 gramos	Almejas medianas
60 gramos o ¼ de lata	Atún en agua
45 gramos	Bacalao
¼ de taza o 3-4 piezas o 60 gramos	Camarón mediano
¼ de taza o 60 gramos	Cangrejo
30 gramos	Jaiba
¼ de taza o 60 gramos	Langosta
¼ de taza	Macarela
6 piezas	Ostiones medianos
30 gramos	Pescado: cualquiera fresco o congelado
2 piezas medianas	Sardinas

Contenido moderado de grasa (75 calorías por ración)	
Carnes	
30 gramos	Cerdo: lomo, espaldilla
30 gramos	Conejo: cualquier parte sin grasa
30 gramos	Cordero: costilla, espaldilla, falda, lomo, pierna, sirloin
30 gramos	Res: cortes sin grasa, aguayón, costilla, chuleta, espaldilla, lengua, maciza, molida especial, T-Bone
30 gramos	Ternera: cortes sin grasa, costilla, espaldilla, lomo, pierna
Huevo	
1 pieza	Huevo entero
Quesos	
30 gramos	Añejo
30 gramos	Cabra
30 gramos	Light (56-80 calorías por ración)
30 gramos	Fresco
30 gramos	Manchego light
30 gramos	Mozzarella
30 gramos	Panela
30 gramos	Oaxaca
2 cucharadas	Requesón
30 gramos	Ricotta
Pescados y mariscos	
45 gramos o ¼ de taza	Salmón
¼ de taza	Atún en aceite
Vísceras	
30 gramos	Corazón, hígado, riñones, sesos

Contenido alto en grasa (100 calorías por ración)	
Los siguientes alimentos son ricos en grasas saturadas, colesterol y calorías, por lo que deben consumirse muy rara vez. Cada ración contiene 10 gramos de grasa. Elige una ración, una vez al mes.	
30 gramos	Cerdo, chuleta, manitas, molida, pierna
100 gramos	Chicharrón seco
30 gramos	Embutidos: chorizo, jamón serrano, mortadela, queso de puerco, salami
1 pieza chica	Salchicha
2 piezas	Salchicha de coctel
20 gramos	Quesos: amarillo, camembert, cheddar, chester, Chihuahua, gruyer, manchego, roquefort, suizo
30 gramos	Carnes: aguja, chambarete, espaldilla, lomo, menudo, molida comercial, pecho, pescuezo, retazo Cortes americanos: New York, prime-rib, ribeye, sirloin, T-Bone
30 gramos	Vísceras: molleja

Grasas (45 calorías por ración)	
Monoinsaturadas (de preferencia)	
1 cucharadita	Aceite de cacahuate, canola, oliva, pescado
5 piezas	Aceitunas
⅛ de pieza	Aguacate (que mida 10 centímetros de largo)
1 cucharada	Ajonjolí
1 cucharadita	Margarina light
Poliinsaturadas (modere su consumo)	
1 cucharadita	Aceite vegetal: cártamo, girasol, maíz, soya
7 piezas	Almendras

9 piezas	Avellanas
9 piezas	Cacahuates
1 cucharadita	Margarina suave
1 cucharadita	Crema de cacahuate
5 mitades	Nueces pecanas
1 cucharada	Pepitas o piñones
4 piezas	Pistaches
1 cucharada	Semillas de girasol

Saturadas (evítalas)	
1 cucharadita	Aceite de coco o palma
2 cucharaditas	Aderezo para ensaladas
2 cucharaditas	Coco rallado
2 cucharaditas	Crema agria
1 cucharadita	Crema espesa
2 cucharaditas	Crema para café
1 cucharadita	Manteca de cerdo o manteca vegetal
1 cucharadita	Mantequilla
1 cucharadita	Margarina dura
1 cucharadita	Mayonesa
1 cucharadita	Paté
1 cucharadita	Queso crema
1 rebanada delgada	Tocino

Postres y comida rápida

Alimento	Cantidad	Equivalencia de la ración
Atole con agua	1 taza	1 pan
Botanas saladas	30 gramos	1 pan y almidones 2 grasa

Galletas	2 pequeñas (4 centímetros de diámetro)	1 pan y almidones
Granola	¼ de taza	1 grasa
Granola en barra	1 pequeña	1 pan 1 grasa
Helado cualquier sabor	½ taza	1 pan y almidones 2 grasa
Helado de yogur	⅛ de taza	1 pan y almidones
Nieve de cualquier sabor	½ taza	1 pan y almidones 1 grasa
Panqué Pastel sin betún	$\frac{1}{12}$ de pieza $\frac{1}{12}$ de pieza o 1 cuadrado de 7 centímetros	2 pan y almidones 2 pan y almidones 2 grasa
Hamburguesa	1 pieza	2 pan 2 carne 2 grasa
Papas a la francesa	70 gramos	2 pan 2 grasa
Pizza	1 rebanada mediana	1 pan 1 carne (asumiendo que la incluye) 1 grasa
Taco al pastor	1 pieza	1 pan 1 carne 1 grasa
Tamal	1 pieza	2 pan 3 grasa
Torta de carne	1 pieza	3 pan 2 carne 1 grasa

Prepara tus propios alimentos

Consume tus alimentos cocidos, crudos, en caldo o a la plancha, y evita los empanizados, fritos y capeados. Recuerda, si la preparación requiere aceite, úsala en atomizador, ya que disminuye considerablemente la grasa que incorporas a la comida. Los aderezos deben ser bajos en calorías, pero te recomiendo sustituirlos por vinagre, gotas de limón y cantidades pequeñas de aceite de oliva. Considera que algunas salsas comerciales pueden tener un contenido alto de sodio o carbohidratos, como la cátsup.

Para tus colaciones, revuelve verduras con alguna fuente de grasa, pan o fruta. Las opciones con carbohidratos (pan y fruta) podrían ser necesarias si tienes riesgo de hipoglucemia (personas que reciben insulina o sulfonilureas), sin embargo, cuida que tus colaciones no rebasen la suma de porciones permitidas en un día.

En lo posible, evita el azúcar, la miel de abeja, la miel de maple y otros endulzantes. Edulcorantes artificiales, como sacarina, sucralosa, aspartame y acesulfame K, entre otros, son opciones adecuadas si se usan con moderación (dos sobres al día). No se recomienda su consumo para niños con la idea de evitar el hábito de ingerir alimentos dulces. Los edulcorantes no nutritivos, como la sucralosa, pueden modificar la cantidad y el tipo de bacterias intestinales, además de que se han asociado con una menor acción de la insulina.[15] Sin embargo, no se ha vinculado definitivamente su uso constante con ningún daño a la salud.[16]

Para hidratarte, elige agua, té, café o agua de frutas natural (sin endulzar). El consumo recomendado al día son dos o tres litros. Evita los refrescos, las bebidas energizantes, los jugos y las bebidas isotónicas. Puedes tomar bebidas endulzadas con edulcorantes no nutritivos, pero modera su consumo (una o dos porciones al día), pues la mayoría tiene un contenido alto de sodio.

¿DEBO EVITAR EL CONSUMO DE BEBIDAS ALCOHÓLICAS POR LA DIABETES?

Las bebidas que contienen alcohol aportan una gran cantidad de calorías (similar a lo que aporta un refresco), así que evita su consumo si deseas perder peso. El consumo excesivo de bebidas alcohólicas también puede ser causa de picos o caídas en las concentraciones de glucosa. Es más, puede elevar los niveles de triglicéridos a valores extremos y causar pancreatitis, condición que se manifiesta como dolor intenso en la parte superior del abdomen, se acompaña de vómito y muchas veces se irradia hacia la espalda. La pancreatitis tiene una letalidad cercana a 20 por ciento.

Evita beber tres o más raciones de alcohol en un mismo día, o más de siete a la semana. Para las mujeres, el consumo de alcohol máximo debe limitarse a una porción al día, y para los hombres a dos porciones al día. Una bebida estándar contiene aproximadamente 14 gramos de alcohol, y aunque el contenido varía según la marca y el tipo de bebida, en general una ración es equivalente a:

- 12 onzas o 355 mililitros de cerveza.
- 5 onzas o 148 mililitros de vino de mesa.
- 1.5 onzas o 44 mililitros de brandy, ginebra, vodka o whisky.

Para las personas con diabetes se recomienda ingerir las bebidas alcohólicas con alimentos para reducir el riesgo de hipoglucemia. Los niveles bajos de glucosa son particularmente riesgosos después de ingerir alcohol, ya que su detección es tardía y corregirlos puede ser complejo (ve la sección de hipoglucemia en la página 155).

Actividad física

La actividad física regular es un componente indispensable en el tratamiento y la prevención de la diabetes. Los objetivos del programa son reducir el tiempo dedicado a actividades sedentarias (laborales o recreativas), aumentar la actividad física aeróbica e incrementar o mantener la masa muscular. Evita permanecer sentado más de una hora seguida, haz pausas cortas (cinco minutos) para caminar o hacer ejercicios de flexibilidad, y procura contar tu número de pasos. La mayoría de los teléfonos celulares tiene ya con un contador de pasos. Revísalo una vez a la semana. La meta es alcanzar 10 000 pasos cada día.

Realizar actividad física moderada o intensa de forma regular aporta varios beneficios, los cuales han demostrado disminuir la morbilidad y mortalidad en personas con diabetes: mejora la condición cardiaca y respiratoria, aumenta la energía, mejora el control de las cifras de glucosa, aumenta la función de la insulina en los músculos, se asocia con cambios positivos en el perfil de lípidos y ayuda con la pérdida o el mantenimiento del peso corporal. La actividad física se asocia con una reducción entre 0.8 y 0.3% de los niveles de hemoglobina glucosilada.[17]

El ejercicio es un componente indispensable en todo programa para perder peso. El programa de entrenamiento debe contener un componente sustancial de actividad física aeróbica y otro de resistencia. La actividad física aeróbica se traduce en un ejercicio de poca intensidad y larga duración, como caminar, bailar, seguir rutinas de movimiento, andar en bicicleta, nadar y usar una escaladora. El periodo de actividad física debe durar por lo menos 30 minutos, sin interrupción, mientras que lapsos de mayor duración son útiles para perder peso. Es recomendable llevar a cabo ejercicio aeróbico cinco días a la semana mínimo.

La intensidad del ejercicio se mide por medio de la frecuencia cardiaca. Idealmente, la intensidad se adaptará para alcanzar 70% de la capacidad vital, calculada mediante la siguiente fórmula:

$$220 - edad = Capacidad\ vital$$

Te recomiendo llevar un monitor o reloj que te permita medir el pulso durante el ejercicio. Si la intensidad del ejercicio no es suficiente para alcanzar tu meta de frecuencia cardiaca, será improbable que pierdas peso. Por otra parte, si rebasas el objetivo de frecuencia cardiaca, será difícil cumplir con el tiempo de ejercicio y podrías provocar una lesión muscular, cambios en la presión arterial, arritmias, hipoglucemias o deshidratación. Cuando hagas ejercicio aeróbico, es conveniente que tengas una fuente de glucosa al alcance (fruta, galletas, tres dulces o glucosa en gel), ya que puede precipitar una hipoglucemia si te estás tratando con insulina, aunque esta complicación es infrecuente con los demás tipos de tratamiento. Si sientes ansiedad, sudoración excesiva, confusión, dolor de cabeza o somnolencia, ingiere la fuente de carbohidratos y reposa hasta que te recuperes. Evita rehidratarte con bebidas azucaradas, en especial si deseas perder peso.

El entrenamiento de resistencia deberá ocupar 15% del tiempo de actividad física. Su objetivo es fortalecer la cintura pélvica y la porción proximal de las extremidades. Haz repeticiones con resistencia de bajo peso, ya sean pesas, ligas o escalones. Mueve cada extremidad contra un peso de cinco kilogramos por lo menos 20 veces, y cubre los tres arcos de movimiento de la extremidad (adelante, arriba y afuera). El ejercicio de resistencia es indispensable para mitigar o evitar los efectos indeseables de la diabetes en la composición corporal, pues la enfermedad no controlada o con varias décadas de progresión resulta en menos masa muscular en brazos y piernas. Cuando la enfermedad afecta las piernas, limita la capacidad para levantarse, altera la marcha y causa puntos de apoyo anormales en los pies (lo que provoca úlceras o callosidades que podrían terminar en una amputación), además de alterar el equilibrio y favorecer las caídas.

Una nota importante: antes de iniciar un programa de actividad física que consista en cualquier acción más intensa que caminar, es necesario hacer una evaluación médica. Si tienes factores de riesgo cardiovascular (hipertensión arterial, niveles altos de colesterol y triglicéridos, tabaquismo, etc.) o has tenido un infarto del miocardio, consulta con un cardiólogo para que, a partir de su revisión, diseñe un programa de ejercicios de acuerdo con tu condición física. Las personas con retinopatía diabética que han tenido hipoglucemias graves o lesiones en los pies también requieren una evaluación médica y realizar acciones preventivas para evitar más lesiones.

EL SUEÑO

Las anormalidades del sueño son frecuentes en las personas con diabetes o en riesgo de padecerla. Es necesario tener periodos ininterrumpidos de sueño durante más de seis horas para mantener un metabolismo saludable. Por ello, las personas con horarios nocturnos en el trabajo o trastornos del sueño tienen problemas para perder peso o para lograr un control glucémico adecuado. Entre las causas más comunes de trastornos del sueño se encuentran la depresión, el reflujo gastroesofágico y el consumo de estimulantes como la cafeína y el alcohol.[18]

El trastorno del sueño más frecuente es la apnea del sueño, caracterizada por periodos de ronquido y episodios de hipoxia (concentraciones anormalmente bajas de oxígeno en la sangre) por la suspensión transitoria de la respiración y una hipertensión arterial de difícil control. Es una causa frecuente de fatiga crónica y somnolencia diurna, y puede llegar a causar daño pulmonar y cardiovascular. Se asocia con la obesidad y los trastornos de la anatomía de la faringe, y es común en personas con cuello corto y ancho. Es una condición tratable, pero para ello es indispensable perder peso. Si padeces apnea, consulta con un especialista en medicina del sueño o un otorrinolaringólogo.

Control glucémico

El control de las concentraciones sanguíneas depende de la suma de varias intervenciones. Las más importantes son la alimentación, el ejercicio, el manejo de las emociones, un patrón de sueño adecuado, la toma regular y correcta de los medicamentos, limitar el consumo de alcohol y perder al menos 5% del peso corporal si el IMC es mayor que 25 kg/m^2.

El principal parámetro de laboratorio que indica el control de la diabetes es la hemoglobina glucosilada (HbA1c), y se basa en la medición de uno de varios tipos de hemoglobina que contienen los glóbulos rojos. La afinidad por la glucosa resulta en la formación de ciertos compuestos que modifican su peso molecular y su estructura, permitiendo su identificación. Entre más concentración de HbA1c haya, mayor será la exposición de los glóbulos rojos a la glucemia. Ya que las estructuras permanecen en circulación 30 días en promedio, la HbA1c se determina sobre todo por la glucemia promedio de los 30 días previos. Sin embargo, el periodo que determina la concentración de la HbA1c puede ser de hasta tres meses.[19]

Si se registran valores arriba de 6.5%, se dará un diagnóstico de diabetes. Las concentraciones entre 5.8 y 6.4% identifican personas en riesgo de tener la enfermedad, y si bien los valores inferiores demuestran el control glucémico óptimo, se considera aceptable tener valores menores que 7%. Las concentraciones por encima de 8% son sinónimo de descontrol, y superiores a 9% indican un descontrol grave. Es preciso señalar que tanto los niveles de glucosa en ayunas como los niveles de glucosa después de los alimentos influyen en la concentración de la HbA1c. Cuando los valores de la HbA1c superan 8%, la principal contribución son los niveles en ayunas, mientras que, a medida que se consigue un valor entre 7 y 8%, la contribución principal vendrá de los niveles posprandiales (después de la comida), lo que determinará los ajustes en el tratamiento.[20]

La HbA1c es el indicador más usado para medir la efectividad del tratamiento a largo plazo, y debe medirse cada tres meses si no se han logrado las metas de tratamiento o cuando se hagan ajustes, y cada seis meses una vez que se hayan alcanzado las metas y permanezcan estables. Debe usarse con cuidado en personas con anemia porque la vida media de los glóbulos rojos es menor. De igual manera, tampoco debería usarse en el embarazo, cuando hay valores extremos de triglicéridos y ante la presencia de insuficiencia renal, pues las cifras no serán confiables.

Una limitante mayor para su empleo es la ausencia de estándares de medición. En México, pocos laboratorios cuentan con programas de control de calidad en su medición, así que es importante que elijas laboratorios certificados y siempre hagas tus estudios en el mismo sitio para evitar variaciones por cuestiones metodológicas. Existen algunos productos para medir la HbA1c en casa, pero no los recomiendo por el costo y la falta de precisión. Su uso se limita a casos en que el paciente no puede acudir a un laboratorio.

Múltiples estudios han demostrado una correlación entre el promedio de la HbA1c y el desarrollo y la progresión de complicaciones microvasculares, principalmente la retinopatía y la nefropatía. En ellos se ha visto una relación continua entre los niveles de la HbA1c y la presencia de complicaciones. Una reducción de 10% en el nivel de HbA1c se asocia con un riesgo entre 40 y 50% menor de progresión de la retinopatía. Por cada 1% de reducción hay una reducción de 37% en complicaciones microvasculares, en especial si el valor de la HbA1c inicial es mayor que ocho por ciento.[21]

Por otra parte, la evidencia del efecto que tiene la reducción de la concentración de HbA1c sobre las complicaciones macrovasculares no es tan sólida. Por cada reducción de 1% en el nivel de HbA1c hubo una reducción de 14% en la frecuencia de infarto del miocardio,[22] pero controlar la presión arterial y los lípidos en la sangre contribuyen más a reducir los eventos cardiovasculares.

Control en casa

Pese a las fortalezas de la HbA1c para medir el control glucémico, no es útil para evaluar el efecto inmediato de las intervenciones ni asociar tus conductas a los cambios en la calidad del control. Para ello se necesita medir la glucemia en sangre capilar. Es indispensable que toda persona con diabetes conozca los procedimientos para medir la glucemia capilar. Es muy sencillo, e incluso puedes encontrar múltiples videos al respecto disponibles en internet.[23]

Es importante que cuentes con un glucómetro, cintas reactivas adecuadas para tu ciudad (el código de las cintas cambia de acuerdo con la altitud) y una lanceta. Existen muchas marcas, así que elige la que cuente con cintas reactivas que puedas adquirir fácilmente. Si viajas con frecuencia, consigue cintas reactivas para el lugar en donde estarás.

Debes realizar la punción en la cara lateral de los dedos. Ahí causa menos dolor residual y obtienes la muestra con mayor facilidad. Saca una gota de sangre, acerca el extremo de la cinta reactiva a la base de la gota para que absorba la cantidad adecuada e insértala en el glucómetro.

El resultado no es equivalente al de la medición de glucosa en un laboratorio, pues la glucemia capilar se registra a partir de la sangre total (incluyendo glóbulos rojos, plaquetas y glóbulos blancos) y el laboratorio mide la glucemia en el plasma o suero. El resultado en sangre capilar es 15% menor, comparado con lo obtenido en plasma o suero. Si deseas sacar la equivalencia, necesitas multiplicar el resultado de la glucemia capilar por 0.15 y sumar el producto a lo que marcó tu glucómetro. Por ejemplo, si tu glucemia capilar fue de 100 mg/dl, la glucemia en plasma será de 115 mg/dl.

La frecuencia de las mediciones dependerá de la severidad de la enfermedad. No es necesario medir regularmente la glucemia capilar en personas con diabetes tipo 2 de inicio reciente y en control adecuado, pero puede ser necesario medir hasta siete veces al día si se usa insulina. Para las personas tratadas con medicamentos orales es recomendable medir en ayunas (el registro más bajo) y dos horas después de la comida principal (la concentración más elevada) por lo menos una vez al mes para detectar episodios de hiperglucemia asintomática.[24] Se considera un control adecuado si el resultado en ayunas está entre 80 y 110 mg/dl, y si dos horas después de la comida principal indica entre 80 y 140 mg/dl.

Deberás medir la glucemia capilar cada vez que aparezca un síntoma nuevo o tengas una enfermedad concurrente (resfriado, diarrea o dolor abdominal, por ejemplo). Cualquier evento de estrés puede afectar el control glucémico, y medir de manera oportuna la glucemia capilar te ayudará a tomar decisiones a tiempo. Si tu tratamiento incluye insulina, es esencial medir la glucemia capilar; es información clave para ajustar las dosis y detectar hipoglucemias. (Más adelante en este capítulo, cuando explique el tratamiento con insulina, comentaré sobre el uso de monitores de glucemia, un avance tecnológico que reduce el número de punciones y mejora la calidad de vida).

La meta de HbA1c propuesta por la Asociación Americana de la Diabetes para casi todas las personas con esta enfermedad es una cifra por abajo de 7%. Sin embargo, dependerá de factores como la expectativa de vida, el riesgo de hipoglucemia y la presencia de enfermedad cardiovascular. La meta recomendada es 8% para personas con complicaciones crónicas, con alto riesgo de hipoglucemia (como niños pequeños, adultos mayores con enfermedades crónicas o nefropatía avanzada) y en quienes el objetivo terapéutico se limita a la prevención de los síntomas resultantes de la hiperglucemia. Para los adolescentes se recomienda alcanzar una HbA1c menor o igual que 7.5%. En adultos mayores con complicaciones crónicas no incapacitantes y sin deterioro cognitivo, la meta recomendada es una HbA1c menor que siete por ciento.[25]

Medicamentos

El tratamiento farmacológico de la diabetes debe adaptarse a las características del paciente. Uno de los parámetros a considerar es el peso corporal. Algunos fármacos favorecen la pérdida de peso, por lo que deben ser considerados en todo caso con obesidad, y existen medicamentos para tratarla directamente. Las opciones disponibles tienen una eficacia moderada, así que sirven como un complemento a las intervenciones de alimentación y ejercicio.[26] Habla con tu médico sobre sus ventajas y desventajas, y considera que su uso será a largo plazo, así que no aceptes medicamentos que no puedas adquirir en una farmacia.

La elección de los fármacos para diabetes mellitus tipo 2 debe basarse en tus características personales. La efectividad de los diferentes medicamentos y sus combinaciones no solo depende de las características de cada fármaco, sino del tiempo de evolución de la diabetes, el nivel de glucosa y el tratamiento previamente utilizado, entre otros factores. Por ejemplo, cuando los niveles de glucosa están elevados, se recomienda utilizar fármacos de mayor potencia y efecto rápido, pero los pacientes con un diagnóstico reciente responden adecuadamente a casi cualquier intervención, lo que no sucede en pacientes con un tiempo de evolución más largo.

¿DEBO TOMAR ALGÚN SUPLEMENTO DE VITAMINAS POR TENER DIABETES?

No existe evidencia de que los suplementos de vitaminas o minerales sean de beneficio en personas con diabetes, y esto incluye el uso de antioxidantes, como vitamina E o C, y suplementos de cromo, carnitina y magnesio. Sin embargo, las personas mayores de 50 años y las mujeres posmenopáusicas deben tomar suplementos de calcio y vitamina D para preservar su masa ósea.

Los medicamentos para el control de la glucemia se clasifican en grupos, de acuerdo con su mecanismo de acción. A continuación describiré los grupos disponibles en el mercado en la mayoría de los países de habla hispana. Consulta con tu médico sobre las ventajas y desventajas de cada medicamento.

Metformina

Desde hace muchos años la metformina se ha considerado la base del tratamiento para la diabetes tipo 2 (excepto para quienes está contraindicada). La recomendación se basa en su capacidad de disminuir la incidencia de complicaciones crónicas. Suele ser el primer medicamento que se emplea en la diabetes tipo 2, y en caso de no lograr el control deseado, se combina con un segundo fármaco. Se usa combinada con otros fármacos en la mayoría de los casos, ya que el porcentaje de pacientes que puede lograr el control glucémico usando exclusivamente metformina es bajo. También se usa en la etapa de prevención.

Su principal mecanismo de acción es disminuir la producción de glucosa en el hígado, fenómeno determinante de la glucemia en ayunas. Aún existe controversia sobre su forma de actuar, pero la hipótesis más aceptada es que activa la enzima AMPK, un regulador de la producción de energía en el interior de las células. (Por esta misma vía ocurre el efecto benéfico del ejercicio). Además, actúa sobre la flora bacteriana intestinal, favoreciendo las bacterias beneficiosas para la salud.[27]

Con el uso de la metformina se logra disminuir la HbA1c alrededor de 1% y crear un efecto neutro en el peso corporal; además, no se relaciona con la hipoglucemia. Existen dos versiones de metformina: de liberación inmediata y de liberación prolongada. La primera es más común, disponible como medicamento genérico, y puede causar molestias gastrointestinales (náuseas, vómito, diarrea y falta de apetito), por lo que se debe aumentar la dosis de forma gradual para disminuir la probabilidad de sufrir efectos adversos. Con la presentación de liberación prolongada, por otra parte, existe menor incidencia de efectos adversos, lo que permite iniciar con la dosis adecuada desde la primera consulta. Su costo es más elevado y no existen presentaciones genéricas.

El efecto más grave asociado con el uso de la metformina es la acidosis láctica, aunque es poco frecuente y generalmente ocurre cuando se emplea en personas que tienen contraindicaciones para su uso. No deben tomarla adultos mayores de 80 años (en especial si tienen complicaciones crónicas o múltiples problemas de salud) ni personas con insuficiencia renal o hepática.

Sulfonilureas

Son un grupo de medicamentos que disminuye la glucosa incrementando la secreción de insulina por medio de la inhibición de los canales de potasio dependientes de ATP en las células beta. Disminuyen la

HbA1c 1.5% en promedio. Por su potencia, se usan para personas con un descontrol glucémico moderado. Existen en el mercado desde los años sesenta, e incluyen la glibenclamida, la clorpropamida, la gliclazida, la glipizida y la glimepirida.

Su principal efecto adverso es la hipoglucemia, la cual puede ser prolongada, sobre todo en adultos mayores y cuando se trata de sulfonilureas de vida media más larga, como la clorpropamida y la glibenclamida. Otro efecto adverso es el aumento de peso. Se encuentran en presentaciones genéricas y son de costo bajo. Generalmente se usan en combinación con metformina.[28]

¿LA MEDICINA ALTERNATIVA Y LA HERBOLARIA SON ÚTILES EN EL TRATAMIENTO DE LA DIABETES?

Ten cuidado al considerar la evidencia del uso de medicina alternativa y herbolaria para el control de la diabetes. Casi ninguno de esos productos se ha analizado en un número adecuado de estudios ni con suficientes participantes, así que su eficacia y seguridad se sustentan solo en la experiencia personal.[29] Algunos productos, como la hierba del sapo (*Eryngium heterophyllum*), están asociados con reacciones adversas, y otros pueden interferir con la eliminación o absorción de los medicamentos farmacológicos.[30]

Inhibidores de la enzima dipeptidil peptidasa 4 (DPP-4)

Actúan prolongado la vida media de dos hormonas de origen intestinal que potencian la secreción de insulina al ingerir alimentos, el GLP-1 (péptido parecido al glucagón-1) y el GIP (péptido insulinotrópico dependiente de la glucosa). Dado su mecanismo, su acción es rápida y de corta duración; al entrar en la circulación sanguínea, una enzima llamada DPP-4 los degrada rápidamente.

Los inhibidores de DPP-4 aumentan los efectos del GLP-1 y el GIP, e incrementan la secreción de insulina, con lo que disminuyen los niveles de HbA1c entre 0.6 y 0.9%, aproximadamente. Son bien tolerados y no se asocian con la hipoglucemia,[31] pero se ha reportado una mayor frecuencia de infecciones de vías respiratorias durante su uso.

A este grupo pertenecen la linagliptina, la sitagliptina, la vildagliptina, la saxagliptina, la alogliptina, la gemigliptina, la anagliptina y la tenelgliptina. No existen diferencias significativas en potencia entre ellas, y sus ventajas son seguridad y eficacia en los casos con menos de cinco años de evolución. Sus desventajas son el costo y la poca potencia en casos de más de 10 años. Son la opción más usada en combinación con la metformina, y también sirven de alternativa para los casos en que no se tolera la metformina.

Agonistas del péptido 1 parecido a glucagón (GLP-1)[32]

Como mencioné en el apartado anterior, el GLP-1 es un péptido producido por las células L del intestino delgado que potencian la secreción de insulina. Se han desarrollado diversos medicamentos con una estructura similar, capaces de unirse a los receptores donde actúa el GLP-1 y potenciar su acción. En este grupo se incluyen la exenatida, la liraglutida, la semaglutida y la dulaglutida.

El GLP-1 actúa sobre el sistema nervioso central, donde se regula el apetito. Esta hormona retrasa el vaciamiento del estómago y tiene algunas acciones sobre el sistema cardiovascular y la función inmunológica. Su efecto principal es sobre los niveles de glucosa posprandial y se asocia con una disminución de 0.8 a 1.2% de los niveles de HbA1c. Su efecto es notablemente superior al de los inhibidores de DPP-4. Se pueden emplear en personas con daño renal avanzado, una condición que contraindica el uso de la mayoría de los fármacos orales para control glucémico.

Otras ventajas son la disminución de la motilidad gástrica y la pérdida de peso (3 a 8 kilogramos). En pacientes de alto riesgo cardiovascular, su uso se asocia con una reducción de 12% de la incidencia de eventos cardiovasculares (infarto del miocardio, muerte cardiovascular e infarto cerebral). Por ello, las guías de práctica clínica vigentes los recomiendan para controlar la glucemia en personas con enfermedad cardiovascular o en alto riesgo de tenerla.

Sus desventajas son el costo, la vía de administración (subcutánea) y los efectos colaterales, aunque ya se encuentra disponible uno de estos medicamentos para uso por vía oral. Por su mecanismo de acción, cerca de 40% de los pacientes tratados con agonistas de GLP-1 presenta efectos adversos gastrointestinales, como náuseas, vómito y diarrea. Se pueden evitar las náuseas y el vómito haciendo comidas pequeñas, terminando la ingesta de alimentos al momento de percibir la saciedad, y bebiendo líquidos en cantidades pequeñas y fuera de las comidas principales.

En algunos casos, se inicia con dosis bajas de estos medicamentos y se incrementan de forma progresiva con el fin de mejorar su tolerabilidad. Los medicamentos de este grupo se encuentran disponibles en presentaciones tipo pluma para facilitar su administración. Necesitan estar en refrigeración, pero no congelar ni agitar. La pluma debe pasar 10 minutos a temperatura ambiente antes de la aplicación, que es similar a la de la insulina, la cual comentaré más adelante.

Los agonistas de GLP-1 están asociados con un mayor riesgo de pancreatitis y litiasis vesicular sintomática. No los debes usar si existe gastroparesia (condición común en personas que han vivido con diabetes en descontrol durante muchos años) o una historia familiar de cáncer medular de tiroides. Tampoco es adecuado su uso junto con inhibidores de DPP-4.

Inhibidores de SGLT2

Los riñones filtran un alto porcentaje de la glucosa circulante para ser eliminada por la orina. Existen diversos transportadores que se encargan de su reabsorción, y uno de los más importantes es el cotransportador de sodio glucosa tipo 2 (SGLT2). Tiene una baja afinidad por la glucosa, pero una alta capacidad para evitar que la glucosa se pierda a través de la orina, responsable de 60 a 90% de su reabsorción. Estas características los hicieron objeto del diseño de inhibidores, lo cual resultó en un nuevo mecanismo para el control de la diabetes.

Existen varios fármacos en este grupo disponibles en el mercado, como la canagliflozina, la dapagliflozina y la empagliflozina. Otros, como la ertugliflozina, la ipragliflozina, la luseogliflozina y la tofogliflozina, están en proceso de desarrollo y próximos a ingresar al mercado. Su empleo produce una reducción de la HbA1c entre 0.5 y 1.5%, y se asocia con una reducción leve de la presión arterial, el peso corporal (uno a dos kilogramos) y la concentración de ácido úrico.

Tienen un efecto diurético leve al aumentar la eliminación de la glucosa en la orina. En los estudios de seguridad requeridos para su introducción al mercado se identificó que disminuyen la incidencia de eventos cardiovasculares mayores (10%) y de insuficiencia cardiaca (22%), y retrasan la progresión del daño renal (medido por la cantidad de albúmina en la orina y la capacidad para excretar toxinas) causado por la diabetes en personas en alto riesgo de padecer enfermedad cardiovascular.[33] Por ello, las guías clínicas vigentes los recomiendan para el control de la glucemia en personas con alto riesgo cardiovascular.

Sus ventajas son la capacidad de inducir la pérdida de peso, una moderada potencia para reducir la glucemia, una baja probabilidad de causar hipoglucemia y la posibilidad de reducir la incidencia de complicaciones cardiovasculares e insuficiencia cardiaca. Sus desventajas son su costo y los efectos colaterales: por su mecanismo de acción, son frecuentes las infecciones de vías urinarias y por hongos en los genitales (más probable en mujeres posmenopáusicas), pero pueden contrarrestarse lavando la piel de los genitales después de cada micción y manteniendo la piel seca. Asimismo, pueden causar que aumente el volumen de orina y, con ello, la pérdida de sodio, potasio y magnesio, alteraciones que precipitan los síntomas de la diabetes o una cetoacidosis en personas con diabetes tipo 1, así que no se recomienda emplearlos si se tiene esta forma de diabetes. Tampoco son recomendables para personas con daño renal avanzado porque no son eficaces en dicha condición.

Se han asociado además con un riesgo más alto de amputaciones de miembros inferiores, pero no se ha demostrado un mecanismo causal que explique este potencial efecto adverso.

Pioglitazona[34]

Pertenece a un grupo de fármacos conocido como tiazolidinedionas. Son activadores del receptor activado por proliferadores de peroxisomas (PPAR) gama, e incrementan la acción de la insulina al inducir la expansión del tejido adiposo. Se vinculan con una disminución de 0.5 a 0.8% en las cifras de hemoglobina glucosilada, y en un estudio se observó una menor incidencia de eventos cardiovasculares asociados con su empleo.

Los principales efectos adversos son el aumento de peso, la retención de líquidos, el aumento del riesgo de insuficiencia cardiaca congestiva y el aumento de la incidencia de fracturas (predominantemente en mujeres). Además, se le asocia con un riesgo de cáncer de vejiga (aunque esta conclusión es motivo de controversia). Ha caído en desuso por sus efectos nocivos, pero se emplea en personas con un peso normal o bajo, cerca de alcanzar las metas de HbA1c para optimizar su control. Puedes encontrarlo en presentación genérica. Es útil en pacientes con esteatosis hepática no alcohólica.

Otros medicamentos hipoglucemiantes

Existen otras opciones, como las meglitinidas (nateglinida y repaglinida), la acarbosa, el orlistat, el colesevelam, la bromocriptina y el pramlintide. Todas tienen baja potencia y diversos efectos colaterales que limitan su empleo. Se usan de manera esporádica, en situaciones excepcionales.

El tratamiento se debe adaptar a las características de cada persona. En promedio se requieren dos medicamentos, y se deben tomar de forma regular y por tiempo indefinido. Es común unir tres medicamentos (metformina, inhibidor de DPP-4 e inhibidores de SGLT2 o una sulfonilurea), pero no existe un tratamiento aplicable para todos los casos, pues se toman en cuenta la edad, el tiempo de exposición a la diabetes, el peso corporal, la presencia de complicaciones renales o cardiovasculares, el acceso a los medicamentos, el nivel de HbA1c o de glucemia, y el riesgo de tener hipoglucemias. Por ejemplo, las personas con obesidad son candidatas para un tratamiento con metformina, inhibidores de DPP-4, agonistas de GLP-1 o inhibidores de SGLT2, pero no para las sulfonilureas y la pioglitazona. Las personas con complicaciones cardiovasculares o renales son candidatas para recibir agonistas de GLP-1 o inhibidores de SGLT2. Y en caso de descontrol severo, se usa insulina, agonistas de GLP-1 y combinaciones de sulfonilureas con metformina.

Generalmente se empieza el tratamiento con metformina sola o en combinación con un inhibidor de DPP-4 en casos con descontrol leve (HbA1c inferior a 8%). Si el descontrol es grave, la metformina se combina con sulfonilureas, agonistas de GLP-1 o insulina. Sin embargo, el descenso de la glucemia ocurre en una o dos semanas, lo que vuelve necesario ajustar las dosis o cambiar de medicamentos. Fármacos como las sulfonilureas pueden causar hipoglucemias graves si no se ajustan sus dosis. La glucosa tiene un efecto tóxico sobre la secreción de insulina; sin embargo, al eliminarse dicho efecto con el tratamiento, la secreción de insulina aumenta notablemente y se pueden usar fármacos de menor potencia. Recuerda que no debes suspender el tratamiento, a menos que tu médico lo indique.

La diabetes tipo 2 es una enfermedad progresiva en que la secreción de insulina disminuye con el tiempo. Para mitigar la progresión del daño pancreático es muy importante alcanzar y mantener el peso ideal; con ello, se ganan años de tratamiento de baja complejidad, con un mínimo riesgo de efectos colaterales. Por el contrario, si se conserva el sobrepeso o se incrementa el peso corporal, la evolución esperada es que el tratamiento falle en algunos meses o años, y esto implicará la adición de más fármacos, costos y riesgos de sufrir efectos adversos. Cada recaída es más compleja, y el riesgo de tener complicaciones se incrementa. La calidad del control glucémico durante los primeros 10 años de exposición a la enfermedad determina la calidad de vida a largo plazo.

Uso de la insulina

La insulina es el fármaco más efectivo para disminuir los niveles de glucosa. Aproximadamente 50% de las personas con diabetes tipo 2 la necesitará alguna vez, sobre todo después de vivir con diabetes por más de 10 años. Es el medicamento de elección cuando existe un descontrol grave (HbA1c superior a 9% o glucemia en ayunas por encima de 240 mg/dl). En dosis adecuadas, la insulina puede disminuir cualquier nivel de HbA1c, en cuyo caso es común suspenderla después de uno o dos meses, cuando termina el efecto tóxico de la hiperglucemia sobre la función de la célula beta.

Es indispensable para personas con diabetes tipo 1 o que han perdido gran cantidad de peso por el descontrol crónico o están desnutridas. Su empleo es necesario cuando se suspende el tratamiento oral (durante y después de una cirugía, o durante una estancia en terapia intensiva). Se puede usar insulina desde el diagnóstico de la enfermedad, pero no es lo más común porque los medicamentos orales son más fáciles de administrar. La insulina no causa dependencia, así que la duración del tratamiento se determina a partir de las características y la severidad del padecimiento. No existe una dosis máxima, pero en el caso de personas con diabetes tipo 2 se suelen usar dosis entre 0.3 y 0.6 unidades por kilogramo de peso.

La insulina tiene efectos benéficos en los niveles de lípidos: se asocia con la disminución de los triglicéridos y el aumento del colesterol HDL. Sus principales efectos colaterales son la hipoglucemia y el aumento variable de peso (generalmente entre dos y cuatro kilogramos).[35]

¿Cuántos tipos de insulina existen?

La insulina se clasifica por su origen o por su tiempo de acción. Durante muchos años, la insulina se obtenía del cerdo o de la res, pero en la actualidad se fabrica mediante ingeniería genética, lo que permite que sea idéntica a la que produce el ser humano. Además, existen análogos de la insulina modificados en su secuencia de aminoácidos para que tengan características farmacocinéticas particulares. Por su tiempo de acción, la insulina se clasifica en:

- **Análogos de acción ultrarrápida.** Actúan entre los primeros 5 y 15 minutos después de la aplicación, y el efecto dura entre tres y cuatro horas. En esta categoría se encuentran la insulina Lispro, Aspart y Glulisina. Se aplican con el primer bocado de las comidas, y son especialmente útiles para niños o para quienes no pueden predecir la cantidad de alimento que ingerirán.
- **Insulina rápida.** Su acción inicia entre 15 y 30 minutos después de la aplicación, y su duración varía entre cuatro y seis horas. Se aplica 15 minutos antes del inicio de las comidas.
- **Insulina intermedia (insulina NPH).** Actúa entre dos y cuatro horas después de su administración, y su duración varía entre 18 y 24 horas. La aplicación es independiente de los alimentos.
- **Análogos de duración prolongada.** En esta categoría se encuentra la insulina Glargina, cuyo perfil de acción es constante, sin un pico, y con 24 horas de duración. Otros análogos de acción prolongada son la insulina Detemir, la insulina Glargina U300 y la insulina Degludec, que tiene la duración más prolongada (hasta 42 horas). Su aplicación es independiente de los alimentos. Su costo es notablemente mayor que la insulina NPH, pero su riesgo de causar hipoglucemias es menor.

Presentaciones disponibles

Se puede adquirir en frasco o en pluma. Las presentaciones en frasco son de menor costo, y existen para la insulina rápida, la NPH y la Glargina. Las demás se venden en pluma, dispositivos que facilitan la aplicación, sobre todo para personas que están fuera de casa con frecuencia. Existen dos tipos de plumas: con cartuchos recargables o desechables. Las plumas son más caras, pero permiten transportar la insulina sin la necesidad de refrigeración. Su limitante es que duran menos que la presentación en frasco.

La insulina se debe conservar a temperatura baja (2-8 °C) y almacenarse en refrigeración. No se debe congelar. La duración del efecto depende también de la esterilidad del recipiente: una vez abierto, puedes mantener un frasco o cartucho de insulina a temperatura ambiente (menos de 30 °C) hasta por 28 días.

Si planeas viajar en avión, lleva insulina (sin usar) con un refrigerante en tu maleta de mano. Debes llevar la pluma o el frasco en uso en tu bolsa o portafolio. Nunca guardes la insulina en las maletas que se documentan. La insulina se congela en la parte baja del avión y perderá su eficacia. Al llegar al punto de revisión, declara que llevas la insulina contigo (puede pasar por la máquina de rayos X sin que pierda su efectividad). Tienes derecho a llevar el número de frascos, agujas y cintas reactivas para tu glucómetro que necesites para tu cuidado, pero lleva contigo la receta y, si es posible, una nota de tu médico donde declare que requieres el uso de insulina para tu tratamiento. Los mismos cuidados aplican para transportar agonistas de GLP-1.

¿Cómo, dónde y cuándo administrar insulina?

La aplicación se hace por inyección subcutánea en la cara lateral de los brazos, la cara anterior de los muslos o el abdomen, pero es más sencillo en estos dos últimos, ya que tienes ambas manos libres. Es importante no aplicar la insulina en exactamente el mismo sitio de manera frecuente porque inducirá el crecimiento de tejido adiposo, el cual interfiere con la absorción de la hormona. (No repitas el mismo punto en un mes cuando menos). Antes de inyectar, toca la zona de aplicación; si sientes una bolita o una zona con aumento de consistencia, aplica la insulina en otra parte. Si usas más de una dosis al día, hazlo siempre en el mismo lugar, a la misma hora del día; por ejemplo, si vas a inyectar en la mañana y en la noche, siempre aplica la dosis matutina en los brazos y la vespertina en los muslos.

Evita aplicar la insulina en una extremidad que vayas a ejercitar pronto. Por ejemplo, si planeas correr o caminar en la siguiente hora después de la aplicación, no la inyectes en los muslos. El ejercicio estimula la absorción de la hormona, lo que acorta su efecto y aumenta la posibilidad de una hipoglucemia.

Si tienes tu insulina en frascos, necesitas contar con jeringas para la aplicación. Existen jeringas de 30, 50 o 100 unidades, pero la selección dependerá de la cantidad de insulina que uses. Por ejemplo, para los niños que usan dosis pequeñas o si vas a usar insulina ultrarrápida, es mejor una jeringa de 30 o 50 unidades. En estos casos, cada línea equivale a una unidad; en las jeringas de 100 unidades, cada marca equivale a dos unidades.

Verifica el tipo de aguja que tiene tu jeringa. El grosor se mide en unidades llamadas guages y se expresa con la letra G. Entre más grande sea el número, menor será el grosor y sentirás menos molestia. Las agujas más delgadas tienen un grosor de 31 o 32 G. La longitud también es distinta (4-12.5 milímetros). Evita agujas de más de ocho milímetros; es preferible que sean de seis milímetros o menos. Las agujas más largas aumentan la posibilidad de inyectar de manera intramuscular, lo que acorta la duración del efecto. Al cargar la insulina en la jeringa, cuida que no haya burbujas de aire en el extremo. El aire puede causar imprecisiones en la dosis y dolor al momento de la aplicación.

Elige el sitio donde aplicarás la insulina. Debe estar limpio y seco. Forma un pliegue de dos centímetros con el pulgar y el índice, toma la jeringa o pluma con la otra mano como si fuese un lápiz, e introduce la aguja a 45 grados si es de seis milímetros o más, o a 90 grados (en perpendicular) si es de cuatro o cinco milímetros (como es el caso de la mayoría de las plumas). Aplica la dosis correspondiente, suelta el pliegue, retira la jeringa o la pluma, y aprieta unos segundos. No frotes la piel porque alteras la absorción del medicamento.

No reutilices las jeringas ni las agujas. Se pierde el filo del extremo y aumenta el riesgo de infección. Almacena las agujas y jeringas en un contenedor que mantengas sellado. No tires las agujas a la basura y no compartas tus dispositivos con otras personas.

Existen diversas formas de incluir insulina en el tratamiento: en personas con diabetes tipo 2, la forma más común es administrar una dosis nocturna (antes de dormir) de insulina NPH o Glargina. Se emplea cuando un estilo de vida saludable y una combinación de dos o más fármacos no es suficiente para lograr una HbA1c menor que 7% y mantenerla. Este esquema permite el uso de dosis bajas de insulina (0.15 U/kg de peso), las cuales se ajustan conforme a los valores de la glucemia en ayunas. Los cambios en las dosis se deben hacer después de tres o cuatro días (nunca a partir de una sola medición), y en cantidades de dos a tres unidades, no más. En general no deben aplicarse más de 35 unidades en una sola ocasión. Si se rebasa este umbral o la glucemia después de la comida principal está por encima de la meta, será necesario crear un esquema de mayor complejidad. Las opciones son:

- Una dosis de insulina intermedia antes de la comida y antes de la cena, más una o más dosis de insulina rápida o ultrarrápida antes de una o más comidas.
- Una dosis de insulina de acción prolongada (Glargina o Degludec), más una o más dosis de insulina rápida o ultrarrápida antes de una o más comidas.

Existen otros esquemas, como el uso de insulinas premezcladas (el mismo vial contiene una insulina de acción intermedia y otra de acción rápida o ultrarrápida) o una dosis de insulina intermedia antes de cada comida. Ambos evitan concentraciones extremas de glucemia, pero son ineficaces para lograr un control óptimo, en especial después de las comidas y su riesgo de causar hipoglucemias es más elevado que en los otros esquemas.

¿Cómo mido la eficacia de la insulina?

A diferencia de los medicamentos orales, el efecto de la insulina ocurre en los minutos y horas después de su administración. Por tanto, los ajustes dependen de la información que aporta medir la glucemia capilar. Si te aplicas varias dosis de insulina al día, será preciso medir la glucemia en ayunas y dos horas después de las comidas. Además, es conveniente medir la glucemia antes de dormir o en la madrugada para detectar una hipoglucemia nocturna. Es así que se necesitan hasta siete mediciones al día, lo cual es caro y molesto, pero pocas veces necesario. Una opción puede ser alternar las mediciones cada día: por ejemplo, el lunes haz la medición basal y dos horas después del desayuno; el martes, la medición basal y dos horas después de la comida principal, y el miércoles, las mediciones de la cena. Realiza la medición nocturna una vez a la semana o si se presentan síntomas. En caso de no hacer mediciones se usa la información correspondiente al día previo, excepto que hubiese ocurrido un cambio en la actividad física, la alimentación o el estado en general.

Otra alternativa es usar sensores para medir la glucemia. Recientemente entró al mercado el sistema FreeStyle Libre (https://www.free stylelibre.com.mx), un medidor intermitente de glucosa que permite calcular la glucemia sin la necesidad de punciones múltiples. Se coloca el sensor en la parte posterior del brazo y mide intermitentemente la glucemia. Al acercar un lector se muestra el resultado. Dura 14 días y acumula la información en una aplicación que genera un reporte descargable, el cual puedes compartir con tu médico tratante. También incluye herramientas que miden las tendencias de la glucemia en los minutos previos al registro —algo útil para tomar decisiones de forma oportuna— y una alarma en caso de hipoglucemia (las primeras versiones no la tienen). Sus desventajas incluyen el costo y la necesidad de cambiar el sensor cada 14 días. Los candidatos ideales para su uso son las personas que reciben dosis múltiples de insulina o usan bombas de infusión de insulina.

Cuidados adicionales al hacer ejercicio para personas que usan insulina

Es preciso tener cuidados especiales al planear una sesión de ejercicio. Siempre lleva contigo una fuente de glucosa de absorción rápida (como geles de glucosa, dulces o fruta). Es recomendable medir la glucemia antes de iniciar el ejercicio; si tienes una concentración menor que 80 mg/dl, será necesario ingerir una porción de pan o fruta antes de practicar el ejercicio. Si el resultado supera los 240 mg/dl, el ejercicio deberá ser de bajo impacto, o mejor posponerlo. El ejercicio de alto impacto aumenta aún más la glucemia en personas en descontrol y causa deshidratación, lo que agrava el impacto clínico de la hiperglucemia.

Como mencioné antes, no debes aplicar la insulina en las regiones del cuerpo que vayas a ejercitar. Es mejor aplicar la insulina en los brazos si vas a correr o caminar, por ejemplo, o aplicarla en las piernas si planeas hacer ejercicios de resistencia con los brazos. Los síntomas iniciales de la hipoglucemia (sudoración, palpitaciones, ansiedad) pueden pasar desapercibidos durante el ejercicio. Ante cualquier tipo de síntoma, en especial dolor de cabeza, confusión o náuseas, lo mejor es detener el ejercicio y medir la glucemia. Si no es posible, ingiere una porción de carbohidratos (equivalente a 15 g, como una fruta o un gel de glucosa). Una vez resuelta la hipoglucemia, lo mejor es dar por terminado el ejercicio.

Es recomendable medir la glucosa al término de la sesión de ejercicio. Rehidrátate con líquidos no azucarados. Es un error común tomar bebidas isotónicas o jugos, los cuales contienen una concentración muy alta de glucosa. Es preferible una solución rica en electrolitos.

Efectos adversos de la insulina

- **Aumento de peso.** Generalmente, al disminuir la concentración de hemoglobina glucosilada de más de 9 a 7% se da un aumento de peso. El promedio después de 10 años de tratamiento con insulina es de siete kilogramos extra. El aumento más rápido ocurre al inicio del tratamiento, y parcialmente se explica por la retención transitoria de líquidos que induce la hormona. Sin embargo, el aumento de peso tiene efectos adversos en el control glucémico y vuelve necesario incrementar la dosis de la hormona. Por ello, al iniciar la insulina se requiere reforzar acciones para perder peso (alimentación, ejercicio, control de las emociones). El uso combinado de la insulina y un agonista de GLP-1 mitiga el aumento de peso. Consulta con tu médico para saber si eres candidato para esta combinación.
- **Hipoglucemia.** Es el efecto colateral más importante. La insulina basal se asocia con un riesgo menor de hipoglucemia, en comparación con la insulina preprandial (antes de las comidas). Dentro de las insulinas basales, los análogos (Glargina, Detemir y Degludec) tienen una ventaja modesta frente a la insulina NPH porque disminuye la hipoglucemia sintomática y nocturna, pero con la desventaja de un costo mayor. (Revisaré con más detalle las acciones para prevenir o tratar la hipoglucemia en el capítulo 4).
- **Cambios en la agudeza visual.** Las fluctuaciones rápidas en la concentración de glucosa causan cambios en el contenido de agua del cristalino, lo que altera la agudeza visual. Las personas que se encuentran en un descontrol severo pueden tener visión

borrosa, cambios en la graduación de los lentes o problemas para leer al corregir la hiperglucemia. Este efecto adverso ocurre con cualquier tipo de terapia hipoglucemiante, pero es más común con el uso de la insulina, dada su potencia. Los síntomas se resuelven de forma espontánea entre cuatro y seis semanas después de estabilizar la glucemia. Durante este tiempo no se recomienda graduar los lentes. Compra lentes de bajo costo con una graduación que te permita realizar tus labores.

Componentes de un esquema de insulina

En este tipo de esquemas existen dos objetivos: *1)* cubrir los periodos entre las comidas y la noche (conocido como componente basal), y *2)* cubrir los picos de glucemia que ocurren después de las comidas. El componente basal se cubre con las insulinas de acción intermedia o prolongada, mientras que las insulinas rápidas o ultrarrápidas cubren el componente prandial. En términos generales, la dosis de insulina basal debe ser de la misma magnitud que la suma de las dosis aplicadas en las comidas. En el momento que se agregue insulina rápida o los análogos de acción ultrarrápida antes de los alimentos, deberás suspender gradualmente las sulfonilureas o meglitinidas. Las dosis de insulina intermedia o de acción prolongada se calculan por kilogramo de peso (0.3-0.6 U/kg de peso). Las dosis de insulina rápida o ultrarrápida se miden tomando en cuenta la glucemia al momento de la aplicación y la cantidad de carbohidratos que se planea ingerir.

La dosis debe ser suficiente para corregir la concentración de glucosa previa a la comida y evitar que se eleve excesivamente la glucemia como resultado de la ingesta de alimentos. Por ello, mide tu glucemia antes de cada comida y calcula las porciones de los alimentos que planees ingerir y contengan carbohidratos.

La cantidad de insulina requerida para corregir la glucemia se calcula con los pasos siguientes:

- Para conocer la cantidad de glucosa plasmática que disminuye con la administración de una unidad de insulina, divide 1 800 entre el número total de unidades que te aplicas al día. Por ejemplo, si recibes 30 U de insulina al día, 1 800/30 = 60 mg de glucosa que disminuye por cada unidad de insulina.
- Prepara una tabla con las unidades de insulina aplicadas por rangos de glucosa, partiendo de la glucemia objetivo (100 mg/dl). Un ejemplo con un factor de 50 es el siguiente:
  - Si tu glucosa es menor que 100 mg/dl, no necesitas insulina para corregir la glucemia.
  - Si tu glucosa se encuentra entre 101-150, aplica una unidad de insulina rápida.
  - Si tu glucosa se encuentra entre 151-200, aplica dos unidades de insulina rápida.
  - Si tu glucosa se encuentra entre 201-250, aplica tres unidades de insulina rápida.

La cantidad de insulina requerida para corregir la elevación de glucosa resultante de la ingesta de alimentos se calcula siguiendo estos pasos:

- Identifica los carbohidratos en los alimentos que planeas comer. Estima el número de porciones de cada grupo a ingerir. Usa las tablas de alimentos en la página 96 para determinar la cantidad de alimento que representa una porción. Cada ración de pan o fruta contiene en promedio 15 gramos de carbohidratos, pero la cantidad puede variar por el contenido de fibra y la forma de preparación (entre 11 y 19 gramos).
- Aplica una unidad de insulina rápida por cada ración de pan y de fruta.

Al integrar los dos componentes, una persona con glucemia de 240 mg/dl que ingirió dos porciones de pan y una ración de fruta requerirá tres unidades para corregir la glucemia y tres unidades para evitar una elevación excesiva de la glucemia por los alimentos. En total, deberá aplicar seis unidades de insulina rápida o ultrarrápida.

¿Cuál es el perfil de las personas para quienes puede ser útil usar una bomba de insulina?

Las bombas de infusión de insulina son dispositivos que facilitan el control glucémico en personas que requieren la aplicación de dosis múltiples de insulina, lo cual no sucede a menudo en personas con diabetes tipo 2, pero sí es una opción a considerar para quienes padecen diabetes tipo 1. Su empleo resulta en una reducción de la concentración de HbA1c en cerca de 0.3%, disminuyendo el riesgo de hipoglucemia. Sin embargo, su costo es alto, al igual que el de los materiales consumibles. Necesitas además entrenamiento para usarla de forma adecuada. Considera su empleo si no has logrado un control satisfactorio con tres o más dosis de insulina al día.[36]

¿POR QUÉ ALGUNAS PERSONAS NO QUIEREN INCLUIR INSULINA EN SU TRATAMIENTO?

Durante muchos años, la insulina se usó como último recurso para el tratamiento de la diabetes, así que su empleo coincidía con la aparición de las complicaciones crónicas. Por ello, existe la creencia popular de que la insulina precipita la aparición del deterioro visual, el daño renal o las complicaciones cardiovasculares. Contrario a ello, los estudios demuestran que el uso oportuno y adecuado de la insulina previene complicaciones crónicas.[37] Al indicar el tratamiento, tu médico debe explicarte los riesgos y beneficios de su empleo, así como darte instrucciones para su correcta dosificación y administración.

El objetivo del tratamiento con insulina es aportar la hormona que el páncreas no tiene la capacidad de sintetizar. En el ser humano, la secreción de insulina es un proceso cuidadosamente regulado que responde a las concentraciones de glucosa en el páncreas y otros, estímulos como la visualización e ingesta de comida. A la fecha no es posible replicar la secreción de insulina con la misma precisión usando los recursos terapéuticos de que disponemos; por ende, es probable que ocurra hipoglucemia una o más veces, aunque debe ser algo esporádico y leve. No obstante, una hipoglucemia es una experiencia muy estresante y desagradable, y se encuentra entre las causas más frecuentes de abandono del tratamiento. Tú debes saber cómo prevenirla, identificarla de forma oportuna y tratarla correctamente (consulta el capítulo 4).

Control del colesterol y los triglicéridos

La diabetes tipo 2 frecuentemente coexiste con concentraciones altas de colesterol total, colesterol LDL, colesterol no HDL y triglicéridos. Además, es común que haya un nivel bajo de colesterol HDL. Los cuatro primeros parámetros miden las concentraciones de partículas circulantes en la sangre que se depositan en la pared de las arterias, alteran su funcionamiento y participan en la formación de las placas de ateroma. Estas lesiones deforman la pared de la arteria y obstruyen de manera parcial o total su luz; como consecuencia, el tejido irrigado por la arteria no recibe el aporte de oxígeno y nutrimentos que requiere. Al obstruirse por completo la arteria, el tejido irrigado muere. La mayoría de las obstrucciones totales en las arterias resulta de la ruptura de las placas de ateroma hacia la luz de la arteria, lo que conlleva la formación de un trombo. Este mecanismo ocurre por igual en el infarto del miocardio, en el infarto cerebral y en la insuficiencia arterial de los miembros inferiores. La ruptura de las placas de ateroma parte del proceso inflamatorio que causa la exposición de la capa interna de las arterias (endotelio) a las concentraciones altas de partículas transportadores de colesterol y triglicéridos en el plasma.

Todas las personas con diabetes deben saber qué concentración tienen de dichos parámetros, agrupados en una prueba conocida como "perfil de lípidos". Son cifras indispensables para el diagnóstico. De no encontrarse anormalidades, se debe repetir el estudio cada año. Si las concentraciones de uno o más parámetros están por encima de lo recomendado, la prueba debe realizarse de nuevo seis semanas después de iniciado el tratamiento. Una vez que alcances el control requerido, repite la prueba al menos dos veces al año.[38]

El perfil de lípidos se mide después de un ayuno de 8 a 12 horas, pero su medición en cualquier momento del día también es útil. Consumir alimentos no modifica la concentración de colesterol no HDL, uno de los parámetros más importantes de riesgo cardiovascular. La diferencia mayor del valor en ayunas es la concentración de triglicéridos (los cuales se incrementan por el consumo de alimentos y regresan a su valor basal hasta ocho horas después). Pese a ello, si se encuentran en una concentración por encima de 250 mg/dl, es muy probable que el valor en ayunas también sea anormal.[39]

No debes medir el perfil de lípidos si en las cuatro semanas previas te ocurrió un evento de estrés o cualquier otra condición que haya alterado tu entorno habitual. Ejemplo de ello es el consumo excesivo de alcohol, una infección acompañada de fiebre o deshidratación, un embarazo o una cirugía.

El perfil de lípidos incluye los siguientes marcadores:

Colesterol HDL. El término HDL proviene de su nombre en inglés, *High Density Lipoproteins* (lipoproteínas de alta densidad). Se trata del colesterol que ciertas partículas transportan de los tejidos al hígado para que el cuerpo lo elimine por medio de la bilis. Las concentraciones bajas (inferiores a 40 mg/dl) de colesterol HDL son un indicador de riesgo de enfermedad cardiovascular y ocurren cuando la acción de la insulina es deficiente, aunque la genética es el determinante principal. No existen medicamentos que eleven su concentración de forma significativa, pero perder peso, hacer ejercicio aeróbico y dejar de fumar son las mejores alternativas para elevar su concentración.[40]

Colesterol LDL. El término LDL proviene de su nombre en inglés, *Low Density Lipoproteins* (lipoproteínas de baja densidad). Es el colesterol transportado en partículas que tienen más afinidad por la pared arterial. Es el parámetro más importante del perfil de lípidos,[41] y todas las personas con diabetes deben tener una concentración menor que 100 mg/dl. Es recomendable que las personas con diabetes y complicaciones crónicas (como insuficiencia coronaria o daño renal), que hayan vivido con la enfermedad por 10 o más años, que sufran de hipertensión arterial o fumen, presenten cifras inferiores a 70 mg/dl. Las concentraciones no mayores que 55 mg/dl son necesarias para personas con diabetes y daño en las coronarias, que hayan tenido un infarto del miocardio o cerebral, o padezcan hipertensión arterial y fumen. El mismo nivel aplica para las personas con diabetes tipo 1 que iniciaron su padecimiento a edad temprana y llevan más de 20 años expuestas a la diabetes.[42]

Los rangos de referencia que aparecen en los reportes de la mayoría de los laboratorios no son aplicables para las personas con diabetes, pues se basan en la distribución poblacional (percentil 25 a 75). Por favor, no hagas caso de dichas cifras. El nivel de colesterol LDL recomendado se determina por el riesgo asociado de padecer una complicación cardiovascular. El objetivo del tratamiento es mantener ese riesgo lo más bajo posible.

Colesterol no HDL. Es el colesterol transportado en cualquiera de las partículas con afinidad por la pared arterial. Junto con el colesterol LDL, es uno de los parámetros más importantes del perfil de lípidos. Todas las personas con diabetes deben tener una concentración por abajo de 130 mg/dl, pero para quienes tengan además complicaciones crónicas (como insuficiencia coronaria o daño renal), hayan vivido con diabetes por 10 o más años, tengan hipertensión arterial o fumen, es recomendable tener concentraciones menores que 100 mg/dl. Se necesitan cifras abajo de 85 mg/dl para personas con diabetes que tienen daño en las coronarias, han tenido un infarto del miocardio o cerebral, o padecen hipertensión arterial y fuman. Este nivel también aplica para las personas con diabetes tipo 1 que iniciaron su padecimiento a edad temprana y llevan más de 20 años expuestas a la enfermedad.[43]

Ahora bien, ¿qué debes hacer si tienes el colesterol LDL arriba de 100 mg/dl o el colesterol no HDL más allá de 130 mg/dl? Pide a tu médico que explore e identifique las causas de la anormalidad, más allá de la presencia de la diabetes. Existen enfermedades genéticas del transporte del colesterol que son más comunes en personas con diabetes tipo 2: hiperlipidemia familiar combinada e hipercolesterolemia familiar. Será necesario saber la concentración de colesterol, triglicéridos y colesterol HDL de los familiares de primer grado (padres, hermanos, hijos y, de ser posible, abuelos). Si en varios de ellos se encuentran concentraciones altas de colesterol y triglicéridos, cabe sospechar la coexistencia de hiperlipidemia familiar combinada, enfermedad asociada con un alto riesgo de padecer complicaciones cardiovasculares.[44] Si se encuentran niveles de colesterol LDL iguales o mayores que 190 mg/dl en uno o varios familiares, cabe sospechar la presencia de hipercolesterolemia familiar, enfermedad asociada con la ocurrencia de infartos del miocardio a edades tempranas.[45]

Además, tu médico debe revisar todos los fármacos que tomas y solicitar algunos análisis de laboratorio complementarios (química de 26 elementos, perfil tiroideo y examen general de orina). Estos permitirán el diagnóstico de enfermedades que elevan la concentración de colesterol, las cuales requieren tratamiento. Es el caso de la deficiencia de hormonas tiroideas (hipotiroidismo), la pérdida excesiva de proteínas en la orina o diversos problemas hepáticos. Asimismo, se deben buscar otros factores de riesgo (hipertensión arterial, tabaquismo, historia de enfermedad cardiovascular en la familia), y así estimar el riesgo de tener un evento cardiovascular, identificar la meta de colesterol LDL y no HDL, e iniciar los tratamientos concomitantes requeridos.

Triglicéridos. Los triglicéridos son grasas que se producen en el intestino y en el hígado. Se transportan en partículas que se depositan en las placas de ateroma y su concentración es independiente de los determinantes del colesterol. El consumo excesivo de carbohidratos, grasas o alcohol incrementa sus concentraciones, aunque también existen factores genéticos que causan cifras anormalmente altas. La recomendación es menos de 150 mg/dl.

Cuando su valor está por encima de 1 000 mg/dl, la hipertrigliceridemia (concentraciones altas de triglicéridos) es causa de complicaciones graves, como pancreatitis (20% de letalidad). Esta anormalidad, que provoca la inflamación y destrucción del páncreas, se manifiesta como dolor en la parte alta del abdomen, hacia la espalda, siguiendo la trayectoria de un cinturón, y se acompaña de vómito. Si tienes un nivel muy alto de triglicéridos y presentas dolor abdominal intenso, acude de inmediato a un hospital; el retraso en la atención aumenta el riesgo de letalidad. La hipertrigliceridemia es causa de fatiga crónica, somnolencia, dolor ardoroso o adormecimiento en manos y pies, sensación de falta de aire, mareos y zumbidos de oído. Los síntomas desaparecen al normalizarse la concentración de los triglicéridos.

Si tienes los triglicéridos arriba de 150 mg/dl, pide a tu médico que identifique las causas de la anormalidad, más allá de la presencia de la diabetes. Las mismas enfermedades genéticas comunes en personas con diabetes tipo 2, hiperlipidemia familiar combinada e hipertrigliceridemia familiar, podrían ser la causa. Es necesario saber la concentración de colesterol, triglicéridos y colesterol HDL de los familiares de primer grado (padres, hermanos, hijos y, de ser posible, abuelos). Si se encuentran concentraciones altas de colesterol y triglicéridos en varios de ellos, podría haber una coexistencia de hiperlipidemia familiar combinada, enfermedad asociada con alto riesgo de sufrir complicaciones cardiovasculares.[46] Si uno o varios familiares tiene niveles de triglicéridos iguales o mayores que 300 mg/dl, cabe sospechar la presencia de hipertrigliceridemia familiar, enfermedad asociada con la pancreatitis.

Tu médico deberá revisar todos los fármacos que tomas (diuréticos, beta-bloqueadores, corticosteroides, hemodiálisis o diálisis peritoneal) y solicitar algunos análisis de laboratorio complementarios (química de 26 elementos, perfil tiroideo y examen general de orina). Estos permitirán el diagnóstico de enfermedades que elevan la concentración de triglicéridos y requieren tratamiento, como insuficiencia renal o diversos problemas hepáticos. Además, es necesario buscar otros factores de riesgo (hipertensión arterial, tabaquismo, historia de enfermedad cardiovascular en la familia) para evaluar el riesgo de tener un evento cardiovascular e iniciar los tratamientos concomitantes requeridos.[47]

Hipercolesterolemia

El objetivo del tratamiento es prevenir un evento cardiovascular. Corregir las cifras elevadas de colesterol es una meta intermedia, pero indispensable, y el tratamiento es permanente. Se requiere al menos un año de tratamiento para personas que hayan tenido un infarto para evitar un segundo evento, y dos años de observación para personas que no hayan tenido eventos coronarios, para constatar el beneficio de la intervención.

Las cifras de colesterol LDL y colesterol no HDL deben bajar a 50% de su concentración inicial en las personas con un riesgo cardiovascular alto o muy alto. De igual manera, deben alcanzar y mantener la meta que les corresponde, determinada por su riesgo cardiovascular individual.

Tu médico debe ser muy claro al describir los beneficios del tratamiento porque no vas a notar cambios en tu estado general. Pero el beneficio es muy superior al riesgo, disminuyendo hasta 30% la posibilidad de sufrir un infarto, por lo menos.

Para alcanzar las metas (colesterol LDL menor que 100 mg/dl, 70 o 55 mg/dl, de acuerdo con tu riesgo cardiovascular), se necesita la suma de varias acciones: adoptar una alimentación saludable, hacer ejercicio aeróbico y perder peso. En la mayoría de los casos, también se requiere emplear uno o más medicamentos, entre los que destacan las estatinas, medicamentos que han demostrado reducir la mortalidad total y la mortalidad cardiovascular en personas con diabetes.[48]

Estatinas

Las estatinas inhiben la HMG-CoA reductasa, la enzima limitante en la síntesis de colesterol. El tratamiento con estatinas es independiente de la concentración de lípidos sanguíneos en casos de diabetes y cardiopatía isquémica, y reduce significativamente la incidencia de infarto del miocardio y muerte cardiovascular. Por cada decremento de 38 mg/dl en la concentración de colesterol, la mortalidad disminuye 9%; la mortalidad cardiovascular, 13%; la incidencia de un evento cardiovascular grave, 22%; el número de revascularizaciones, 25%, y la incidencia de infarto cerebral, 21%. Y estos beneficios ocurren independientemente de la concentración basal de colesterol.

Las distintas estatinas tienen una eficacia similar, pero diferente potencia: 10 miligramos de simvastatina equivalen a 40 miligramos de pravastatina, 20 miligramos de lovastatina, 40 miligramos de fluvastatina, 10 miligramos de atorvastatina y cinco miligramos de rosuvastatina. Con las dosis antes mencionadas, el porcentaje de reducción de los niveles de LDL es de 30% o 38 mg/dl de colesterol LDL en promedio. Con dosis más altas se pueden alcanzar reducciones hasta de 70%. En la práctica, la mayoría de los casos necesita reducir 50% o más, así que se prescriben dosis intermedias y altas de las estatinas más potentes (rosuvastatina 10-20 miligramos al día, o atorvastatina 20-80 miligramos al día). La dosis inicial se ajusta para lograr el objetivo terapéutico y, en promedio, cada vez que se duplique la dosis de una estatina habrá una reducción adicional de 6% en la concentración del colesterol LDL. Una vez que se alcanza la reducción porcentual requerida y la meta de colesterol LDL y de colesterol no HDL, se mantiene la misma dosis de estatina a largo plazo. Un error común es reducirla o suspender el tratamiento, pues esto provoca que las concentraciones vuelvan a sus valores iniciales en unos cuantos días.

Las estatinas son medicamentos seguros, puedes tomarlas en una sola dosis diaria y la mayoría está disponible en versiones genéricas. Su efecto colateral más común es el dolor muscular, el cual ocurre en 2% de las personas que las toman. Los síntomas se localizan en la espalda, la región lumbar, la parte alta de los brazos y los muslos. Si el dolor se presenta por abajo de los codos o de las rodillas, no es un síntoma atribuible a las estatinas. Si lo sientes en reposo y no se modifica con el ejercicio, informa a tu médico para que cambie el medicamento o ajuste la dosis.

Desafortunadamente, existen mitos sobre el uso de las estatinas, pero no se asocian con el cáncer ni la demencia. Si bien en personas con prediabetes su empleo puede acelerar la progresión de la enfermedad, el riesgo se mitiga con el tratamiento, y el beneficio que se obtiene de prevenir los infartos sobrepasa el riesgo causado por la progresión de la diabetes. No suspendas el uso de las estatinas, ya que es tanto o más favorable que el control de la glucemia o de la presión arterial.

A pesar de sus bondades, las estatinas quizá no sean suficientes para lograr el control deseado cuando coexiste una enfermedad genética del transporte de colesterol o enfermedad coronaria, o cuando hay daño renal o hepático. En estos casos se deben combinar con otros medicamentos, como la ezetimiba o los anticuerpos contra la PCSK9 (subtilisina-kexina proconvertasa 9). La primera a considerar es la ezetimiba[49] porque es un fármaco oral y ha demostrado disminuir la mortalidad cardiovascular, así como reducir la absorción de colesterol en el intestino en más de 50%. Debe tomarse en combinación con la dosis más alta tolerada de una estatina, pues suma una reducción de 15% a 30% sobre lo alcanzado con la estatina. Existe en presentación genérica o en combinación con simvastatina, rosuvastatina o atorvastatina. Es un fármaco muy seguro, sin ningún efecto colateral relevante.

La segunda opción es el uso de anticuerpos monoclonales contra la PCSK9, una proteína que interfiere en la eliminación del colesterol del plasma.[50] Su empleo agrega una reducción de 60% de lo alcanzado con la estatina, más la ezetimiba, pero su mayor limitante es el costo. Se aplican por vía subcutánea una vez al mes, a largo plazo, y su efecto colateral es dolor transitorio en el sitio de la aplicación.

Hipertrigliceridemia

El objetivo del tratamiento es prevenir la aparición de pancreatitis y eventos cardiovasculares. El tratamiento es permanente. Al disminuir la cifra de triglicéridos, es probable que te sientas menos cansado y desaparezcan algunos síntomas (mareo, ardor en las extremidades). La meta es lograr una concentración menor que 150 mg/dl, para lo que se requiere la suma de varias acciones. Sin embargo, la intervención más útil es adoptar una alimentación saludable y reducir significativamente el consumo de carbohidratos, grasas y alcohol. La falta de apego a las recomendaciones alimentarias es la causa más frecuente de falla en el tratamiento. Hacer ejercicio aeróbico y perder peso también son medidas de gran utilidad para lograr el control.

Contario a lo que mencioné en el tratamiento de la hipercolesterolemia, este padecimiento requiere el empleo de uno o más medicamentos exclusivamente en los casos con alto riesgo cardiovascular o cuando persistan concentraciones muy altas de triglicéridos. Los más usados son los fibratos, los cuales han demostrado reducir la mortalidad cardiovascular en personas con diabetes.[51]

Una concentración de triglicéridos mayor o igual que 1 000 mg/dl se asocia con un alto riesgo de sufrir una pancreatitis a corto plazo. El tratamiento es mantener un ayuno de 48 horas, periodo en que se permite el consumo de verduras y líquidos no azucarados. El resto de los alimentos (en especial, panes, frutas y grasas) está prohibido. Lo mejor es llevar a cabo el ayuno en un hospital si el tratamiento requiere el uso de insulina o una sulfonilurea. Una vez que la concentración de triglicéridos disminuye a menos de 500 mg/dl se reanuda el programa de alimentación habitual en combinación con un fibrato.[52]

Fibratos

En promedio, disminuyen los triglicéridos en 40%, el colesterol total en 18%, el colesterol LDL en 15% y aumentan el colesterol HDL en 20% en pacientes con hipertrigliceridemia, pero son poco útiles en el tratamiento de la hipercolesterolemia. Existen varios fármacos de este grupo en el mercado (fenofibrato, ciprofibrato, bezafibrato, etofibrato y el gemfibrozil). No existen diferencias significativas de potencia entre ellos. El fenofibrato y el bezafibrato se encuentran en presentaciones genéricas.

Los fibratos reducen la mortalidad cardiovascular en personas con diabetes que tienen hipertrigliceridemia y colesterol HDL bajo, por lo que se recomienda su uso a largo plazo en personas con alto riesgo cardiovascular. Los efectos colaterales mayores son un incremento en la concentración de creatinina (indicador de la capacidad del riñón para eliminar toxinas) y dolores musculares. El riesgo empeora con el gemfibrozil cuando su uso coincide con otros medicamentos, como las estatinas. Platica con tu médico sobre la conveniencia de ser o no tratado con fibratos.

La causa más común de que no se logre el control es un apego inadecuado al programa de alimentación. Te recomiendo consultar con un licenciado en nutrición que señale las fuentes principales de carbohidratos y grasas, y te dé alternativas saludables. Si después de hacer tu mayor esfuerzo la concentración de triglicéridos sigue alta, podrías iniciar un tratamiento con ácidos grasos omega-3. Existen dos tipos de omega-3, el ácido eicosapentaenoico (EPA) y el ácido docosahexaenoico (DHA). El primero tiene efectos antiinflamatorios y reduce la trombosis, mientras que el DHA puede ser proinflamatorio. Se requiere una dosis de cuatro gramos al día para lograr una disminución en la cifra de triglicéridos, y no se deben tomar concentraciones menores; sin embargo, esta dosis causa ardor epigástrico, mal sabor de boca y aliento a pescado en un alto porcentaje de las personas.

En la mayoría de los países existen presentaciones con una combinación de EPA y DHA. Su empleo no modifica la incidencia de las complicaciones cardiovasculares, pero disminuye parcialmente la cifra de triglicéridos. En Estados Unidos y algunos países europeos existe una versión ultrapurificada de EPA, la cual mostró una reducción significativa en la mortalidad cardiovascular.[53] Sin embargo, este hallazgo requiere ser confirmado en otro grupo de pacientes[54] y la presentación purificada de EPA no se encuentra disponible en el mercado de la mayoría de los países de Latinoamérica. De cualquier manera, el uso de combinaciones de EPA y DHA no es útil para prevenir complicaciones cardiovasculares, así que no se recomienda el empleo sistemático de omega-3 en personas con diabetes.

El tratamiento de las dislipidemias es uno de los elementos centrales del manejo de la diabetes. Es una de las intervenciones más eficaces para reducir la incidencia de complicaciones macrovasculares. Su manejo es complejo porque requiere emplear más de una intervención: que estés informado, modifiques varios elementos de tu estilo de vida, cambies la composición de tu alimentación y tengas una selección adecuada de fármacos. Sin ello, solo obtendrás reducciones temporales de las concentraciones de lípidos séricos sin ningún impacto sobre la aparición de complicaciones vasculares.

Manejo de la hipertensión arterial

La hipertensión es una condición que coexiste frecuentemente con la diabetes tipo 2. Es un factor de riesgo adicional para tener enfermedad cardiovascular y desarrollar complicaciones renales y oculares. Al momento del diagnóstico y en cada visita se recomienda medir la presión arterial con una técnica apropiada: estar sentado, con los pies firmes en el suelo, en un ambiente libre de estrés y sin ruido, con el brazo al nivel del corazón y después de haber pasado cinco minutos de reposo. Si obtienes cifras elevadas, deberás confirmarlas otro día.

La presión arterial es un parámetro con alta variabilidad, y es común que se tengan cifras anormales cuando se mide ante un profesional de la salud, en un consultorio, pero se vea un valor normal en casa (esto se conoce como "hipertensión de bata blanca"). Te recomiendo tener en casa un baumanómetro. También hay equipos digitales de fácil acceso en las farmacias. Verifica que el brazalete sea adecuado para el grosor de tu brazo; debe rodear una vuelta y media la circunferencia del brazo dominante (con el que escribes). Como alternativa, puedes comprar un baumanómetro de muñeca, aunque estos dispositivos tienen un margen de error más grande. Mide tu presión arterial por lo menos una vez a la semana, o cada vez que tengas algún síntoma. La presión arterial normal es menor que 120/80 mmHg.

Diagnóstico y tratamiento

Se establece un diagnóstico de hipertensión cuando la presión arterial es igual o mayor que 140/90 mmHg. Las cifras intermedias son motivo de controversia: en 2017, la Asociación Americana del Corazón recomendó considerar 130/80 mmHg como el umbral para el diagnóstico de hipertensión arterial.[55] Cifras entre 130/80 y 139/89 mmHg se consideran hipertensión estado 1. Cifras superiores a 140/90 mmHg se consideran hipertensión estado 2.[56] Independiente de lo anterior, cualquier cifra arriba de 120/80 mmHg te debe alertar sobre tu presión arterial y vuelve necesario que acudas con tu médico.

El diagnóstico de hipertensión arterial se debe acompañar de una evaluación de las causas y enfermedades concomitantes. Existen algunos padecimientos que pueden ser causa de hipertensión arterial. Se debe buscar su presencia si la hipertensión arterial aparece antes de los 40 años o si es de difícil control (por ejemplo, requiere tres o más medicamentos). También se debe considerar la coexistencia de apnea del sueño en personas con hipertensión de difícil control. La evaluación debe incluir una química sanguínea de 26 elementos, un perfil tiroideo y un examen general de orina, ya que la aparición de hipertensión arterial después de vivir con diabetes más de 10 años alerta sobre la aparición de daño renal.

El riesgo de enfermedad cardiovascular se incrementa 13% por cada 10 mmHg de aumento de la presión arterial sistólica. Específicamente, el riesgo de infarto del miocardio y muerte aumentan 12% por cada 10 mmHg de incremento. El riesgo disminuye notablemente con el tratamiento. La meta mínima a alcanzar es una presión arterial de 140/90 mmHg o menos; sin embargo, se recomienda tener una presión arterial menor que 130/80 mmHg en todos los casos que sea posible, sin causar efectos colaterales. Esta recomendación es imperativa en personas con un alto riesgo cardiovascular (por ejemplo, personas que hayan tenido un infarto del miocardio o un infarto cerebral, o tengan dos o más factores de riesgo cardiovascular). Un control menos estricto (cifras inferiores a 140/90 mmHg) aplica para personas que han sufrido mareos o hipotensión arterial al cambiar de posición, adultos mayores, personas frágiles o con daño renal severo.[57]

Las modificaciones en el estilo de vida, como bajar de peso, disminuir la ingesta de sodio y aumentar la actividad física, tienen un efecto benéfico en las cifras de la presión arterial. Son el tratamiento de primera elección y aplican para todas las personas que tengan una presión arterial arriba de 120/80 mmHg. Su implementación correcta reduce el número de medicamentos requeridos para lograr el control, sin embargo, en la mayoría de los casos se necesita un tratamiento farmacológico para controlar la presión. Un valor igual o mayor que 160/100 mmHg es un indicador inmediato de la necesidad de iniciar un tratamiento farmacológico o hacer un ajuste en las dosis.

Existen varios tipos de medicamentos para el control de la presión arterial, y para las personas con diabetes se suelen prescribir bloqueadores del sistema renina-angiotensina-aldosterona, como los inhibidores de la enzima convertidora de angiotensina y los bloqueadores del receptor de angiotensina. Es indispensable su empleo en personas que tengan concentraciones anormalmente altas de albúmina en la orina (más de 30 miligramos de albúmina por gramo de creatinina) o cuya capacidad para depurar toxinas por medio del riñón sea anormalmente baja. Al grupo de inhibidores de la enzima convertidora de angiotensina pertenecen el captopril, enalapril, fosinopril, lisinopril, perindopril, ramipril y trandolapril. Su eficacia es similar, y las diferencias entre ellos dependen de la duración de su efecto. Es recomendable usar los que requieren una toma al día. Su efecto colateral más serio es tos seca, lo cual ocurre en la tercera parte de los casos, y deberás reportarlo a tu médico. Existen presentaciones genéricas para la mayoría de estos medicamentos. Entre los bloqueadores del receptor de angiotensina se encuentran el valsartán, telmisartán, losartán, irbesartán y olmesartán. Su eficacia es similar, y las diferencias también dependen de la duración de su efecto. Es recomendable usar los medicamentos que requieren una toma al día.

Una semana después de iniciar cualquiera de los dos tratamientos es recomendable medir las cifras de potasio y creatinina, pues ambos grupos de medicamentos pueden aumentar la concentración de potasio. En los estudios micro-HOPE[58] y LIFE,[59] el tratamiento con ramipril y losartán, respectivamente, estuvo asociado con la reducción de la mortalidad cardiovascular y eventos cardiovasculares no fatales.

No se recomienda el uso combinado de inhibidores de la enzima convertidora de angiotensina y de bloqueadores del receptor de angiotensina. No obstante, la mayoría de las personas con hipertensión requiere una combinación de fármacos para lograr la meta del tratamiento. En promedio se requieren tres medicamentos para lograr el control cuando la persona ha vivido varios años con hipertensión arterial. El segundo fármaco a agregar puede ser un diurético en dosis bajas (como la hidroclorotiazida o la clortalidona) o un bloqueador de canales de calcio (como el amlodipino, el nifedipino y el lercanidipino). Los diuréticos pueden causar niveles bajos de potasio que se manifiestan como calambres. Es mejor usar bloqueadores de los canales de calcio en adultos mayores, aunque su efecto colateral más grave es la retención de líquidos (hinchazón en las piernas). Es posible que las combinaciones sean necesarias desde el inicio en personas con valores iguales o mayores que 160/100 mmHg, y es común que, con el tiempo, se necesite el uso de un diurético, un bloqueador de canales de calcio y un inhibidor de la enzima convertidora de angiotensina o un bloqueador del receptor de angiotensina. Si a pesar de tomar tres medicamentos no se logra la meta del tratamiento, consulta con un cardiólogo.

4

¿Cómo evitar las complicaciones de la diabetes?

Las complicaciones pueden ser de tipo agudo o crónico. Las agudas son la *cetoacidosis diabética*, el *coma hiperosmolar* y la *hipoglucemia grave*. Las crónicas se clasifican en macrovasculares y microvasculares. Las primeras resultan del daño a la función de las arterias principales, y se manifiestan como infarto del miocardio, insuficiencia coronaria, insuficiencia cardiaca, infarto cerebral, demencia, insuficiencia arterial de los miembros inferiores y amputaciones. Las complicaciones microvasculares afectan tejidos caracterizados por una densidad alta de capilares (los vasos sanguíneos más delgados). Se manifiestan como daño renal, en la retina y en los nervios periféricos, y sus consecuencias incluyen ceguera, insuficiencia renal, dolor o parálisis en cualquier zona corporal. Las complicaciones macrovasculares son las más frecuentes: representan 75% de la mortalidad en las personas con diabetes.[1] Las complicaciones microvasculares ocurren en 30% de la población.[2]

Independientemente de las complicaciones, existen otras enfermedades que son más comunes en las personas con diabetes que en el resto de la población, incluyendo la susceptibilidad a tener infecciones por hongos (como tuberculosis o cándida) o virus (influenza, SARS-CoV-2), hígado graso, concentraciones anormalmente altas de ácido úrico y más. Estar consciente de estas complicaciones te ayudará a tomar las acciones debidas para prevenirlas o, en caso de que se den, tomar decisiones oportunas para su control. El objetivo es mantener la mejor calidad de vida posible a largo plazo.

Complicaciones agudas

Las tres complicaciones agudas de la diabetes tienen en común que, en la mayoría de los casos, aparecen por eventos precipitantes. Cualquier situación que cambie el estado habitual de una persona puede ser suficiente para precipitar una complicación aguda, y su aparición se determina por la intensidad del evento y el grado de control glucémico subyacente. Si mantienes un control glucémico adecuado, la magnitud del evento debe ser grave para que la complicación aguda suceda. Por el contrario, si mantienes concentraciones altas de glucosa, un evento incluso leve (una discusión o una gripa) será suficiente para que debas ser hospitalizado. Es una razón más para medir tu glucemia y hacer los ajustes requeridos de forma oportuna. Te ahorrará gastos, riesgos e incomodidades.

Los factores precipitantes más comunes son las infecciones virales (manifestadas como gripa, diarrea o fiebre), el estrés físico (como un trabajo extenuante o fiebre de cualquier origen) o emocional, los cambios de horario, un periodo de ayuno prolongado, consumo de alcohol o drogas, o efectos colaterales de un nuevo medicamento. La mayoría tiene en común una pérdida de líquidos corporales en un periodo corto de tiempo, ya sea a través de sudor, vómito, diarrea o por un aumento del volumen urinario.

¿QUÉ DEBO HACER SI TENGO UN EVENTO DE ESTRÉS FÍSICO O EMOCIONAL?

Los pasos a seguir en caso de ocurrir algún evento de esta índole son:

1. **Mide la glucemia capilar.** Si el resultado es mayor que 200 mg/dl, consulta de inmediato con tu médico; el riesgo de tener una complicación aguda en las siguientes horas o días es alto. Esto es particularmente cierto si se observa una tendencia creciente y progresiva en pocas horas. Por el contrario, si el resultado es menor que 200 mg/dl, es probable que el cuadro sea autolimitado. Con hidratación y un apego estricto a la alimentación es posible que se normalice la glucemia. Si el valor es menor que 70 mg/dl, ingiere de inmediato una fuente de azúcar. Independientemente del resultado, repite la medición de glucemia capilar antes de cada comida hasta que se resuelva el cuadro.

2. **Mantén una hidratación adecuada.** Es muy importante que estés hidratado, tomando abundantes líquidos no azucarados. Se recomienda ingerir un vaso de agua cada 30 minutos hasta que la apariencia de la orina sea transparente. Si se ingiere un volumen superior de agua, causará distensión gástrica y vómito, lo que agravará el cuadro. Las fuentes de hidratación deben contener sodio y potasio; por ejemplo, los sobres para hidratación oral o soluciones con electrolitos (existen múltiples marcas en las farmacias). Mientras mantengas una hidratación adecuada, es improbable que necesites hospitalización. Si no toleras el consumo de agua, acude a un hospital de inmediato para recibir hidratación intravenosa.

3. **Contacta a tu profesional de la salud.** Te dará un tratamiento específico para la causa precipitante.

4. **Modera el consumo de alimentos ricos en carbohidratos.** Evita consumir refrescos, jugos, irritantes o alcohol.

5. **Pon atención a las señales de alarma.** Si tienes síntomas de somnolencia excesiva, vómito, dolor abdominal intenso, dolor en el centro del pecho, sudoración profusa o fiebre acompañada de calosfríos intensos, contacta a tu médico de inmediato o acude a un hospital. No retrases su atención, pues podrías poner en riesgo tu vida.

Cetoacidosis diabética

La cetoacidosis diabética es una crisis por la ausencia casi completa de acción de la insulina. Es la complicación aguda típica de la diabetes tipo 1, sin embargo, también puede ocurrir en personas con diabetes tipo 2 cuando es precipitada por un evento de estrés grave (una infección severa o un infarto del miocardio, por ejemplo). La cetoacidosis se debe a la acumulación de los cuerpos cetónicos en la sangre, cuya síntesis inhibe la insulina. Los cuerpos cetónicos son una fuente de energía que solo se produce durante un periodo de ayuno. Su acumulación altera el pH sanguíneo, lo que origina alteraciones del estado de conciencia y aumento de la frecuencia respiratoria. Se acompaña de deshidratación y déficit de sodio, potasio y fósforo. Tiene una mortalidad alta (10-30%), la cual depende de la causa precipitante y el estado de salud previo, pero su incidencia ha disminuido notablemente en años recientes gracias a la disponibilidad de la insulina.

Debes sospechar un proceso de cetoacidosis diabética si el olor de tu aliento es atípico (similar al jugo de manzana o el vinagre) o si tienes dolor abdominal, vómito, aumento de la frecuencia respiratoria y malestar general. El tratamiento se debe llevar a cabo en un hospital, pues incluye la administración de líquidos, potasio e insulina por vía intravenosa. La hospitalización puede durar uno o más días, dependiendo de la causa precipitante.[3]

Coma hiperosmolar

El coma hiperosmolar es la complicación aguda de la diabetes tipo 2. Se debe a una deshidratación grave por concentraciones extremas de glucosa en la sangre y la orina. Su mortalidad es mayor, comparada con la cetoacidosis diabética: hasta 50%, dependiendo de la causa precipitante. Se puede presentar cuando la glucemia está arriba de 500 mg/dl. Se manifiesta como alteraciones del estado de conciencia que pueden progresar hasta el estado de coma, deshidratación grave y un déficit severo de sodio y potasio. Generalmente sucede por otra enfermedad intercurrente, por lo general severa, como una infección.

Debes sospechar el proceso de coma hiperosmolar si tienes somnolencia excesiva, mucha sed, confusión y malestar general. El tratamiento se debe llevar a cabo en un hospital, pues incluye la administración de abundantes líquidos, potasio e insulina por vía intravenosa. La hospitalización puede durar varios días, dependiendo de la causa precipitante.[4]

Hipoglucemia

Es la complicación aguda más frecuente, y resulta de la combinación de ciertos síntomas y una concentración baja de glucosa (menos de 70 mg/dl). Las concentraciones bajas de glucosa sin la ocurrencia de síntomas no son suficientes para el diagnóstico, en especial en personas sin tratamiento farmacológico. Valores inferiores a 70 mg/dl pueden ser normales en atletas, personas jóvenes en ayunas, después de hacer ejercicio o en el embarazo. Una excepción es la hipoglucemia que ocurre en personas que han vivido con diabetes en descontrol crónico más de 10 años, en quienes los síntomas no se presentan por el daño al sistema nervioso resultante de la enfermedad.

Las hipoglucemias son comunes incluso para personas con prediabetes. Los cuadros ocurren dos a cuatro horas después de ingerir un alimento rico en carbohidratos, y son resultado de una secreción de insulina excesiva y retardada, característica de esta etapa de la enfermedad. Frecuentemente se confunden con episodios de ansiedad o trastorno por atracón.

La hipoglucemia se manifiesta con dos tipos de síntomas: los primeros aparecen por la liberación de catecolaminas (en especial, la adrenalina y la noradrenalina), y reciben el nombre de síntomas adrenérgicos. En este grupo se incluyen la sudoración fría, la ansiedad, la irritabilidad, las palpitaciones, el hormigueo en los labios, el hambre intensa y la taquicardia. En promedio, los episodios duran entre 20 y 30 minutos, excepto en la madrugada, cuando su duración puede ser de pocos minutos. En la mayoría de los casos, los síntomas adrenérgicos son suficientes para reconocer la hipoglucemia, pero se pueden confundir con alteraciones emocionales o no ser detectables, algo común en personas que han vivido con diabetes más de 10 años.

El umbral de la glucemia en que aparecen los síntomas tiene una gran variabilidad interindividual: en algunas personas pueden aparecer incluso con una glucemia cercana a 100 mg/dl (en especial, en las primeras cuatro semanas después de iniciar el tratamiento o al corregir un episodio de descontrol glucémico de varias semanas o meses de duración). Administrar 30 gramos de glucosa por vía oral es suficiente para corregir los síntomas en la mayoría de los casos. Esta cantidad se encuentra en tres dulces, medio vaso de refresco regular o jugo, una cucharada de azúcar o de miel. También existen tabletas o geles de glucosa que contienen los 30 gramos requeridos y puedes adquirirlos en farmacia. Un error común es administrar una cantidad excesiva de glucosa, lo cual estimula aún más la secreción de insulina y el riesgo de una nueva hipoglucemia más severa. Otro error es consumir alimentos ricos en grasa (por ejemplo, chocolates) para tratar la hipoglucemia. La grasa no es útil, retrasa la corrección y puede incrementar la glucemia en las horas siguientes. Un alto porcentaje de los eventos de hipoglucemia leve pasa desapercibido o se resuelve sin la ayuda de una tercera persona.

Es recomendable volver a medir la glucemia capilar 15 minutos después de administrar el tratamiento para verificar la corrección de la hipoglucemia. Si después de ese tiempo persisten los síntomas y la glucemia no se ha incrementado, repite la dosis. Recuerda que es indispensable identificar el evento que precipitó la hipoglucemia y tomar acciones correctivas; de lo contrario, es posible que el evento se repita. Es indispensable que hables con tu médico o acudas al hospital para identificar la causa.

El segundo grupo de síntomas resulta de un aporte insuficiente de glucosa al cerebro, llamados síntomas neuroglucopénicos. Incluyen somnolencia, dolor de cabeza, mareo, confusión (de no recibir tratamiento, puede complicarse con desorientación), pérdida de conocimiento, convulsiones y coma. Generalmente ocurren cuando la glucemia es cercana a 30 mg/dl. De persistir más de 15 minutos, pueden causar daño cerebral transitorio o permanente.

Su tratamiento dependerá de la capacidad para deglutir. Si la persona está inconsciente, es incorrecto administrar alimentos sólidos o líquidos; el riesgo de broncoaspiración (paso de líquido o alimento a la tráquea y los pulmones) es alto. La corrección se lleva a cabo administrando miel, jalea o mermelada en la boca, untándola en la cara interna de ambas mejillas. Si no hay respuesta en 10 minutos, se debe repetir la dosis y trasladar al paciente a un hospital para que reciba glucosa por vía intravenosa. Otra alternativa es administrar glucagón por vía subcutánea, ya que libera la glucosa almacenada en el hígado a la circulación. Es útil para corregir la glucemia entre 5 y 10 minutos, excepto en personas que han estado en ayuno prolongado o tienen una intoxicación por alcohol. Al aplicarlo, se debe colocar la cara de lado, ya que el vómito es un efecto colateral frecuente y puede haber un episodio de broncoaspiración con el rostro hacia arriba. Es recomendable que toda persona con factores de riesgo para hipoglucemia grave tenga en casa una ampolleta de glucagón.

Después de un episodio de hipoglucemia, siempre ocurrirá un incremento transitorio de la glucemia. Este no debe ser causa para administrar una dosis adicional de algún hipoglucemiante oral o de insulina. Solo se requiere la administración de líquidos no azucarados por vía oral, reposo y apego a una alimentación adecuada.

Si usas insulina, consulta con tu médico en caso de que necesites ajustar la dosis. La hipoglucemia que ocurre en la madrugada generalmente se asocia con una dosis excesiva de insulina basal (NPH, Glargina u otras de acción prolongada). Pero la hipoglucemia que ocurre dos a cuatro horas después de las comidas se debe a una dosis previa de insulina rápida aplicada antes de la hipoglucemia. En la mayoría de los casos, corregir el evento precipitante o la dosis es suficiente para evitar que se repita.[5]

Cuando existen eventos constantes de hipoglucemia, ocurren algunos síntomas característicos: un aumento acelerado de peso (más de un kilogramo por semana), fatiga crónica, deterioro cognitivo, disminución de la atención y de la velocidad de pensamiento, y agravan o causan un cuadro depresivo. Si las hipoglucemias ocurren durante la noche, es común tener pesadillas, sueños intensos, interrupciones del sueño en la madrugada y despertar con la ropa húmeda. La expectativa de vida es menor en pacientes con hipoglucemias recurrentes.[6]

Por otra parte, la hipoglucemia grave es la que no puedes resolver por ti mismo. Le puede pasar a cualquier persona que viva con diabetes, en especial quienes reciben más de dos dosis de insulina al día, emplean sulfonilureas (como la glibenclamida), tienen daño renal, han estado en descontrol crónico, tienen una intoxicación por alcohol o han vivido con diabetes más de 10 años. El riesgo de un desenlace fatal es mayor cuando ocurren en la noche, ya que pueden causar arritmias graves, convulsiones o muerte súbita. Siempre debes consultar con tu médico.

Si tienes el perfil de riesgo antes descrito, entrena a tus familiares para detectar y tratar una hipoglucemia grave. Es ideal que cuentes con un teléfono de emergencia, que siempre lleves contigo una tarjeta de identificación (nombre, domicilio, teléfono de alguien responsable y disponible 24 horas, y el texto "Vivo con diabetes. En caso de encontrarme desorientado o inconsciente, por favor, deme un alimento rico en glucosa [miel, mermelada, cajeta o un dulce] y llame a: _____") y que tengas una hoja cerca de tu cama con instrucciones sobre cómo actuar en caso de una hipoglucemia grave.

El primer paso para tratar la hipoglucemia es confirmar el diagnóstico. Si es posible, mide tu glucemia capilar; un valor igual o menor que 70 mg/dl la confirma. Es posible que los síntomas se atribuyan a un valor bajo de glucemia si se registra menos de 80 mg/dl. Se puede descartar la hipoglucemia como la causa de las molestias si el valor es igual o mayor que 100 mg/dl. Es un error no administrar o retrasar el tratamiento por no contar con la medición de la glucemia capilar. Es conveniente que conserves un glucómetro donde pasas la mayor parte del tiempo o lo lleves contigo. Además, siempre ten a la mano una fuente de glucosa (tabletas o geles de glucosa, o dulces).

Otro error grave es retrasar el tratamiento por estar próximo a llegar a tu domicilio o lugar de trabajo. Tienes aproximadamente 20 minutos para tratar la hipoglucemia (contados desde el primer síntoma) antes de que aparezcan los síntomas neuroglucopénicos. Si rebasas este límite de tiempo, puedes tener un accidente (o provocarlo) o tomar una decisión equivocada. Si estás al volante de un automóvil, detente de inmediato, corrige la hipoglucemia y espera a que desaparezcan por completo los síntomas antes de seguir tu camino. No dudes en pedir ayuda.

Las hipoglucemias se evitan al tener horarios regulares y un patrón de actividad física estable, al medir la glucosa capilar en caso de síntomas y al contar con una fuente de glucosa accesible en todo momento, ya sea contigo o junto a tu cama. El ejercicio también puede precipitar la hipoglucemia. Sin embargo, en la mayoría de los casos, la glucemia se incrementa durante el ejercicio (por la acción de las catecolaminas). Si el ejercicio es prolongado o extenuante, puede causar hipoglucemia al agotar los depósitos de glucosa en el hígado y los músculos. Si has tenido hipoglucemias o tu control no ha sido el adecuado, mide tu glucemia al inicio y al final del ejercicio.

Si usas dos o más aplicaciones de insulina, o has tenido hipoglucemias nocturnas, come una colación antes de dormir. De ser posible, es recomendable medir la glucemia en la madrugada (3:00 a.m., por ejemplo). Para personas que usan insulina preprandial quizá sea necesario ingerir colaciones a media mañana y a media tarde (incluyendo verdura, granos enteros o una fuente de carbohidratos).[7] La insulina es el fármaco con más riesgo de hipoglucemia, así que es indispensable distinguir el tipo de insulina y la aplicación que precipitó la hipoglucemia. El riesgo de recurrencia depende de cuánto dure la acción de la insulina que precipitó el cuadro.[8]

La probabilidad de tener hipoglucemia varia notablemente de acuerdo con el tipo de medicamento empleado. La metformina, los inhibidores de DPP-4, los agonistas de GLP-1 y los inhibidores de SGLT2 no se asocian con un riesgo elevado de hipoglucemia. En caso de que ocurra, la causa precipitante podría ser grave. De los medicamentos orales, el grupo de peor riesgo son las sulfonilureas (como la glibenclamida). Cuando ocurre una hipoglucemia asociada con ellas, el cuadro puede ser de larga duración, severo y recurrente. En la mayoría de los casos se requiere hospitalización por el alto riesgo de recurrencia. Por ello, no se recomienda el uso de las sulfonilureas en personas con aumento de la susceptibilidad a la hipoglucemia (adultos mayores, personas que hayan tenido hipoglucemia grave, en presencia de insuficiencia renal o hepática, pacientes frágiles o dependientes de terceros para sus cuidados básicos).

Complicaciones crónicas

Las complicaciones crónicas se clasifican en dos grupos: macrovasculares (como el infarto del miocardio, el infarto cerebral y la insuficiencia arterial de los miembros inferiores) y microvasculares (como la nefropatía, la retinopatía y la neuropatía). Los determinantes de ambos grupos son distintos. En el caso de las macrovasculares, son consecuencia de la coexistencia de hipertensión arterial, concentraciones anormales de colesterol (con subtipos) y triglicéridos, consumo de tabaco y, de manera secundaria, hiperglucemia. En contraste, las complicaciones microvasculares se deben primordialmente a la exposición por tiempo prolongado a concentraciones altas de glucosa y a la hipertensión arterial. Ambas ocurren en la diabetes tipo 1 y 2, sin embargo, las microvasculares son más comunes en la diabetes tipo 1 y las macrovasculares en la diabetes tipo 2.

Complicaciones macrovasculares

Los eventos cardiovasculares son la principal causa de mortalidad en las personas con diabetes tipo 2. En este grupo se encuentran los infartos del miocardio, las arritmias, la insuficiencia cardiaca y la muerte súbita.[9]

La diabetes causa daño a la función cardiaca por tres mecanismos: daño directo a las células del corazón, daño a las vías nerviosas que regulan la función cardiaca y el mecanismo resultante de la aterosclerosis. Este último es el más común. Las arterias están compuestas por tres capas: el endotelio, la capa muscular y una cobertura externa que las separa de los tejidos vecinos. El endotelio es la capa interna, en contacto con los componentes de la sangre, y evita que las células de la sangre se adhieran a la pared arterial. Regulan el diámetro y, cuando se requiere un mayor aporte sanguíneo (por ejemplo, durante el ejercicio), el endotelio produce ciertas sustancias, como el óxido nítrico, para inducir que las arterias aumenten su diámetro y, por ende, el flujo sanguíneo y de nutrimentos a los tejidos. Dichas sustancias actúan sobre la segunda capa, la muscular, la cual se relaja o contrae para regular el diámetro de la arteria. La aterosclerosis es el depósito de sustancias anormales entre el endotelio y la capa muscular. Cuando el endotelio se daña, permite el paso de otras sustancias, como el colesterol, formando placas que crecen lentamente. Algunas células de la sangre se acumulan en las placas y provocan inflamación, la cual daña los tejidos vecinos y, con el tiempo, desplazan la capa muscular, deformando la arteria. Si el proceso continúa, la placa disminuye la luz de la arteria y la inflamación daña al endotelio, haciendo que el contenido de la placa entre en contacto con la sangre y se depositen plaquetas en el sitio dañado, formando un trombo (conglomerado de plaquetas y glóbulos rojos), posiblemente obstruyendo por completo la arteria, lo que culminará en un infarto.

El daño causado por la aterosclerosis toma muchos años en mostrar síntomas, pero cualquier enfermedad que dañe el endotelio aumentará el riesgo de tener enfermedad cardiovascular por aterosclerosis, incluyendo concentraciones altas de colesterol y triglicéridos, consumo de tabaco, hipertensión arterial, diabetes, obesidad, estrés, insomnio, roncar, enfermedades inflamatorias (como la artritis reumatoide) y la infección por el virus de inmunodeficiencia humana. La aterosclerosis produce lesiones múltiples y pequeñas que, por su tamaño, pueden no detectarse en un estudio angiográfico de arterias coronarias.

Una etapa intermedia (conocida como angina estable) de la aterosclerosis se manifiesta como dolor en el centro del pecho con irradiación al cuello, la mandíbula o la cara interna del brazo izquierdo, y se presenta únicamente al hacer ejercicio. Los síntomas son causados por la falta de aporte de oxígeno y nutrimentos que ocurren al aumentar la demanda causada por el ejercicio. Además, puede provocar arritmias (es decir, cambios en el ritmo cardiaco) si la falta de aporte de oxígeno afecta áreas críticas del corazón donde se genera y transmite la señal eléctrica de contracción de las cavidades. Se manifiesta como palpitaciones, angustia, mareo al cambiar de posición, pérdida súbita del conocimiento o muerte súbita.

Otro mecanismo, el daño directo a las células del corazón, da como resultado que el músculo cardiaco pierda su capacidad de contraerse; las paredes de las cavidades del corazón se vuelven rígidas por la presencia de fibrosis y disminuye la cantidad de sangre que puede recibir y bombear. A esta condición se le llama cardiomiopatía diabética. Se manifiesta como fatiga crónica, retención de líquidos, una creciente limitación para hacer actividad física y falta de aire al estar acostado.[10] El pronóstico es malo. Ocurre en personas que han vivido más de 10 años con diabetes en descontrol.

El mecanismo mediado por el daño a las vías nerviosas que regulan la función del corazón resulta en la alteración de la respuesta a estímulos fisiológicos (ejercicio o cambiar de posición), aunado a que se pierde la percepción del dolor cuando existe daño cardiaco (como sucede en un infarto del miocardio, que puede ser asintomático, sin el característico dolor en el pecho). Las manifestaciones en consecuencia son taquicardia persistente, fatiga crónica, mareo al cambiar de posición, pérdida de conocimiento al levantarse y arritmias.[11]

Infarto del miocardio

Los infartos del miocardio ocurren a edades más tempranas y tienen una mayor letalidad que otras causas de infarto.[12] La posibilidad de una recurrencia es más alta: entre 20 y 30% de las personas que han tenido un infarto sufrirá un nuevo evento durante el año siguiente. La probabilidad de tener un desenlace fatal o con secuelas funcionales (como insuficiencia cardiaca) crece con el número de eventos recurrentes.

En la diabetes tipo 2 existe un gradiente de riesgo para un evento coronario: principalmente quienes hayan sufrido un infarto reciente y tengan dos o más factores de riesgo cardiovascular (fumar, hipertensión arterial y concentraciones altas de colesterol LDL o de colesterol no HDL). Le siguen las personas que tengan complicaciones crónicas (insuficiencia coronaria o daño renal), hayan vivido con diabetes 10 o más años (en especial si tienen menos de 40 años de edad), o presenten menos de dos factores de riesgo. Y por último están las personas recientemente diagnosticadas y los casos con prediabetes.

En resumen, en lo referente a la diabetes tipo 2, el riesgo de tener un infarto del miocardio es proporcional al número de años de exposición a la enfermedad, al número de factores de riesgo coexistentes y a la edad. Un alto porcentaje de las condiciones antes mencionadas es asintomático, y no es raro que después de un infarto del miocardio se identifique a la diabetes como la causa subyacente de la lesión coronaria. Un error común es asumir que la diabetes apareció después del infarto.[13]

Por otra parte, existen diferencias importantes entre la diabetes tipo 1 y el riesgo cardiovascular. La diabetes tipo 1 se asocia con un alto riesgo de tener un infarto del miocardio cuando se llevan más de

20 años con la enfermedad y esta inició en la adolescencia o en los primeros años de vida adulta. El riesgo es bajo en los primeros años de exposición.[14]

La prevención cardiovascular es una de las metas más importantes del tratamiento de la diabetes. En personas que han tenido un infarto del miocardio se recomienda el uso de ácido acetilsalicílico en dosis de 75 miligramos a 162 miligramos al día para prevenir nuevos eventos cardiovasculares. No existe evidencia del beneficio de esta intervención en personas que no hayan tenido un infarto, así que en este caso no se recomienda su empleo; existe más probabilidad de causar daño (gastritis y sangrado de tubo digestivo) que de obtener un beneficio (prevenir un infarto). Existen otros medicamentos que disminuyen la adherencia de las plaquetas (como el clopidogrel) y se usan solos o en combinación con el ácido acetilsalicílico para las personas que ya tuvieron un infarto del miocardio.

¿DEBO HACER ALGÚN ESTUDIO PARA DETECTAR A TIEMPO SI EXISTE DAÑO CARDIACO?

La recomendación vigente es no hacer estudios a menos que exista algún síntoma compatible: dolor en el pecho al hacer ejercicio, palpitaciones, mareo al cambiar de posición, sensación de falta de aire al caminar o llevar a cabo esfuerzos moderados, hinchazón en las piernas por la tarde, pérdida de peso y de masa muscular sin causa aparente.

Hay excepciones cuando se trata de una evaluación preoperatoria para una cirugía mayor o que requiera anestesia general, así como el inicio de un programa de actividad física de alta demanda (competencias, escalar una montaña, correr largas distancias), en cuyo caso el responsable es un cardiólogo.

No se recomienda realizar electrocardiogramas de rutina. Por lo general se indica al diagnosticar la diabetes y en caso de ver algún síntoma sugestivo de insuficiencia coronaria, pero existen otros estudios para detectar la enfermedad coronaria, como el score de calcio coronario, la angiografía coronaria por tomografía computada, la prueba de esfuerzo, la ecocardiografía de estrés, la resonancia magnética nuclear del corazón, la tomografía de emisión de positrones y el SPECT (Single-Photon Emission Computed Tomography). Ninguno de ellos debe hacerse como método de escrutinio.

El score de calcio coronario es una opción accesible por su rapidez y menor costo. Mide el contenido de calcio en las arterias coronarias, y entre más elevado sea, más probabilidad habrá de que existan placas de ateroma (sitio donde se deposita el calcio en la pared arterial). Sus resultados se usan para decidir la intensificación del tratamiento (si es mayor que 100). En las personas con diabetes, que el resultado sea normal (igual que 0) no es argumento para retrasar o evitar el tratamiento.[15]

Infarto cerebral

El infarto cerebral es una de las complicaciones más devastadoras de la enfermedad. Hasta 30% de los casos fallece en los primeros días del evento, y el resto queda con limitaciones en su función, determinadas por el vaso sanguíneo y el área del cerebro afectados. Los síntomas más comunes son pérdida de la sensibilidad y del movimiento de una o varias extremidades, trastornos del habla o de la deglución, e incontinencia. Es común que el infarto cerebral recurra al año siguiente. Con frecuencia es precedido por episodios transitorios de déficit neurológico que se autolimitan en menos de 24 horas; sin embargo, estos eventos son premonitorios de un infarto cerebral severo, por lo que requieren una evaluación urgente para identificar la arteria afectada.

También se presenta con el deterioro cognitivo, manifestado como pérdida de la memoria reciente, trastornos de la atención y del juicio, ideas persistentes, trastornos de la marcha y el equilibrio, caídas frecuentes, apatía y depresión recurrente que evolucionan en demencia años más tarde. La diabetes causa daño a las arterias pequeñas que irrigan la sustancia blanca del cerebro, área donde ocurren las conexiones entre las neuronas. El resultado es atrofia cerebral y pérdida de la sustancia blanca sin causar los síntomas típicos de un infarto cerebral. En la mayoría de los casos, el proceso pasa desapercibido hasta los estados avanzados de la enfermedad, cuando el paciente se vuelve dependiente de terceras personas.

Entre los factores relacionados con la diabetes que aumentan el riesgo de tener deterioro cognitivo se encuentran la hipoglucemia recurrente, los años de exposición a la enfermedad, el descontrol glucémico crónico y la existencia de daño cardiovascular.[16] Si tienes problemas para concentrarte, se te olvidan hechos recientes y tienes una disminución en tu velocidad de pensamiento (por ejemplo, al hacer una suma), consulta con un neurólogo o un geriatra. Existen instrumentos específicos para personas con diabetes que permiten identificar los casos en riesgo de demencia.[17] Las estrategias de prevención son las mismas que las mencionadas para el infarto del miocardio. La diferencia es que, en este caso, el uso apropiado de antiagregantes plaquetarios tiene una mayor importancia.

Insuficiencia arterial de miembros inferiores

Las arterias de los miembros inferiores son susceptibles a la aparición de placas de ateroma en personas con diabetes, en especial si han fumado por años. La distribución de las lesiones en la diabetes es distinta a lo observado en otras enfermedades: hay múltiples placas y afectan arterias grandes y pequeñas. En contraste, cuando las lesiones son causadas por el tabaquismo, generalmente se localizan en la bifurcación de las arterias de mayor tamaño y tienden a ser únicas. Por estas características, el tratamiento es más complejo para las personas con diabetes. Cuando ocurre la insuficiencia arterial de miembros inferiores, generalmente existe daño arterial en otras regiones críticas (como el corazón o el cerebro).[18]

Se manifiesta como dolor en el sitio irrigado por la arteria afectada, el cual aparece con la caminata. El dolor es progresivo: cada vez se requiere menos ejercicio para que aparezca el dolor. Inicialmente sucede solo al subir pendientes, y después al caminar periodos cortos (15 a 30 minutos) en superficies planas. El dolor se presenta en la cara posterior de las pantorrillas o en los muslos. Por la falta de aporte sanguíneo, la piel se adelgaza y es frágil (en caso de ocurrir una lesión cutánea, la cicatrización se retrasará o se puede formar una úlcera). El vello se pierde y las uñas se atrofian. Se pierde la masa muscular.

Un estado avanzado de la obstrucción arterial se manifiesta como la aparición de dolor al elevar las piernas o en reposo (al acostarse), el cual disminuye con un periodo corto de caminata. El color de las puntas de los dedos se oscurece y puede ser violáceo con la exposición al frío. Incluso puede ocurrir momificación de los dedos de los pies. En los estados avanzados, la susceptibilidad de tener infecciones por lesiones leves en la piel es alta. La percepción del dolor es menor, por lo que un traumatismo u objeto extraño en el zapato pueden pasar desapercibidos.[19] Pueden aparecer lesiones por el roce del zapato, las medias o los calcetines, por hongos, por una uña enterrada o por la fricción de una uña con el dedo adyacente.

En México, 12% de los ingresos hospitalarios entre los pacientes con diabetes tipo 2 se debe a úlceras de miembros inferiores (condición conocida como "pie diabético", aunque el término es inapropiado).[20] El pie diabético es la condición que antecede a la amputación en la mayoría de los casos, y se debe a la aparición de úlceras o grietas en los puntos de apoyo de los pies o entre los dedos (precipitado por la tiña de los pies). Las lesiones se presentan frecuentemente en la base del primer o tercer dedo, en el talón o en los bordes; se infectan y permiten la entrada de bacterias a las capas profundas de la piel y los huesos del pie. La neuropatía y la oclusión de los vasos sanguíneos de calibre pequeño contribuyen a la aparición y progresión de las lesiones. Su tratamiento requiere la inmovilización de la extremidad afectada, seguido del uso de dispositivos (parecidos a una bota ortopédica) para impedir que el peso corporal se deposite en el sitio de la lesión al caminar.[21] Al estar infectada la lesión, será necesario recibir antibióticos por vía intravenosa y retirar los tejidos dañados que alteran la forma y función del pie. Este fenómeno genera puntos de presión anormal y precipita nuevos episodios de pie diabético. La amputación se utiliza como último recurso para resolver la severidad de la infección, que sigue siendo una causa de muerte frecuente en personas con diabetes en México.

Las úlceras y lesiones en los pies generalmente ocurren en personas que han vivido más de 10 años con la enfermedad, y es un dato de mal pronóstico. La mortalidad a dos años es cercana a 30% en la mayoría de los países. La diabetes es causa de 70% de las amputaciones de extremidades inferiores no traumáticas en México, una tasa inaceptablemente alta, similar a la de otros países en desarrollo (13.7 por cada 1 000 casos al año) y varias veces más alta que la reportada en Gran Bretaña (2.8 por cada 1 000 casos al año) y Estados Unidos (0.8 por cada 1 000 casos al año).[22] El control adecuado de la enfermedad y sus padecimientos concomitantes (en especial, la hipertensión arterial y los niveles anormales de colesterol y triglicéridos), además de la suspensión del tabaquismo (activo o pasivo) son clave para prevenir la obstrucción de las arterias de los miembros inferiores.

El primer paso es confirmar la presencia de esta complicación, seguido de la identificación del sitio o sitios de obstrucción. La relación tobillo/brazo y la evaluación de los pulsos poplíteo (detrás de la rodilla), dorsal de pie (sobre el empeine) y tibial posterior (detrás del tobillo) son pruebas de fácil acceso útiles para detectar la insuficiencia arterial. La relación tobillo/brazo se obtiene al dividir la presión sistólica (primera cifra de la presión arterial) medida en la arteria localizada en el empeine, entre la presión sistólica del brazo. Valores abajo de 0.9 son sinónimo de insuficiencia arterial de los miembros inferiores. También se debe palpar la intensidad de los pulsos; la insuficiencia arterial reduce la intensidad de los pulsos.[23]

Identificar el lugar de la lesión requiere estudios radiológicos (ultrasonido Doppler, angiografía por tomografía o resonancia magnética nuclear). Un angiólogo puede resolver la obstrucción de un segmento arterial por medio de cirugía o angioplastia. Una característica de la enfermedad en personas con diabetes es la existencia de múltiples sitios afectados, lo que complica el tratamiento y tiene un impacto negativo en el pronóstico. La realización oportuna del procedimiento previene la aparición de úlceras que no cicatricen y reduce la posibilidad de amputación. Sin embargo, es común que esta opción se decida de forma tardía, lo que reduce las probabilidades de éxito.

> ## ¿QUÉ PRECAUCIONES DEBO TOMAR EN PREPARACIÓN PARA UNA CIRUGÍA?
>
> El escenario ideal es que toda cirugía sea programada. Deberás acudir con tu médico para hacer una evaluación preoperatoria. Si tienes complicaciones crónicas, es posible que el médico solicite una prueba de esfuerzo (o un estudio equivalente) para conocer la reserva cardiaca y prevenir complicaciones cardiovasculares durante y después de la cirugía.
>
> El día previo a la cirugía, toma tus medicamentos como de costumbre. Una excepción es el empleo del ácido acetilsalicílico (aspirina), que deberás suspender 14 días antes de cualquier procedimiento quirúrgico mayor. Informa a tu médico de la totalidad de medicamentos que tomas (en especial, una sulfonilurea). El día de la cirugía no tomes medicamentos orales para el control de la glucemia. Si te aplicas insulina de acción intermedia o rápida, deberá ser la mitad de la dosis acostumbrada por la mañana. Tu médico debe coordinar el resto de las dosis de insulina (dependiendo de la hora del procedimiento, su duración y el tiempo que permanezcas en ayunas).
>
> Una vez que reinicies la ingesta alimentaria habitual, continúa con tu tratamiento, con las mismas dosis que acostumbrabas antes de la cirugía. Mide con mayor frecuencia la glucemia capilar, en especial si tu apetito es menos que el habitual o tienes alguna complicación posoperatoria. La persistencia de valores altos de glucosa debe ser una alerta de que la evolución posquirúrgica no es satisfactoria.

Úlceras en los pies y amputaciones

Este grupo de complicaciones ha desaparecido entre los problemas relevantes originados por la diabetes en la mayoría de los países desarrollados.[24] El control adecuado de la enfermedad y de sus padecimientos concomitantes, la suspensión del tabaquismo (activo o pasivo), el uso oportuno de los procedimientos para resolver las obstrucciones arteriales, más la revisión frecuente de los pies y el uso de calzado apropiado son medidas eficaces para su prevención.[25]

Debes revisarte los pies todos los días, en especial si usas calzado nuevo, hiciste ejercicio o caminaste una larga distancia. Tu médico también te debe revisar los pies en la primera consulta y por lo menos una vez al año. Se recomienda la revisión después del baño: palpa los bordes del pie, la planta (en particular, los puntos de apoyo localizados en la parte basal de los dedos del pie) y el talón, seguido de la revisión física de la piel (puedes ayudarte con un espejo y una lupa). Si existe un dolor persistente en algún punto, hay callos o lesiones en la piel, informa a tu médico a la brevedad. Busca la existencia de infecciones por hongos, los cuales causan descamación de la piel, comezón, sudoración excesiva y mal olor. El tratamiento de los hongos implica tomar medicamentos (por periodos prolongados, en algunos casos) en combinación con ungüentos o lacas. Todas las personas que viven contigo pueden estar contagiadas. Pídeles que revisen sus pies para que puedan recibir el tratamiento correspondiente.

Las uñas deben tener un aspecto saludable. El borde debe rebasar el lecho de la uña dos o tres milímetros (es decir, observar una línea blanca muy delgada en la parte superior de la uña), pero no deberá entrar en contacto con los dedos adyacentes. Una persona con agudeza visual suficiente debe recortar las uñas usando tijeras de borde romo (no puntiagudas). De preferencia, algún familiar entrenado o un podólogo. Después de que la uña tenga la forma y el tamaño adecuados, lima el borde superior cada dos o tres días para mantenerla del tamaño correcto. Así evitarás el riesgo de dañar la piel al recortar la uña. No las lleves muy cortas; existe el riesgo de que, al crecer, la uña rompa la piel adyacente.

Una alteración frecuente en los pies de las personas con diabetes son los dedos en gatillo. Los dedos se retraen y queda expuesta la base de los dedos, generando puntos de apoyo anormales. Su corrección requiere el uso de plantillas. Comenta con tu médico cualquier deformidad que notes. De no recibir tratamiento, aparecerán callos y potencialmente úlceras.

Después de limpiar los pies, sécalos con una toalla, sin frotar la piel. Una fricción intensa causa descamación y puede precipitar una lesión. Una vez seca la piel, aplica una capa ligera de alguna crema lubricante sin fragancia ni químicos irritantes. No apliques crema en los pliegues ni entre los dedos, ya que puede reblandecer la piel y causar una fisura o facilitar la aparición de una infección.

ELECCIÓN DEL CALZADO

Las personas con diabetes deben evitar zapatos que generen roce y lesiones en la piel. La diabetes reduce la sensibilidad, por lo que las molestias tempranas que origina el roce del zapato pueden pasar desapercibidas.

Los zapatos deben ser amplios, con suela de goma y plantilla interna. No deben usarse zapatos rígidos, con terminación en punta ni costuras internas o externas que generen roce. Debes tener un cuidado especial con los zapatos abiertos y las sandalias. No es recomendable usar zapatos de tacón alto por periodos mayores de cuatro horas. Cambia de zapatos al mediodía para evitar el humedecimiento de la piel. Los tenis deben ser amplios, con suela de goma, preferentemente con burbuja.

Renueva todos tus zapatos en cuanto pierdan su forma original, en especial en la plantilla. En promedio, su duración no supera los seis meses si se emplean de manera cotidiana. Cuando compres zapatos, hazlo por la tarde, después de haber caminado por lo menos 15 minutos. Esta precaución te permitirá detectar si te molestarán después de un día de trabajo.

No uses zapatos sin la protección de una media o calcetín. Revísalos por dentro antes de usarlos. Si percibes algún reborde o pliegue, no los uses.

Si detectas un callo, no apliques sustancias irritantes ni trates de extirparlo. Acude con tu médico o con un ortopedista para diseñar una plantilla que distribuya la carga de la pisada en otras áreas del pie. Si tienes una lesión (úlcera, grieta o uña enterrada), repórtalo a tu médico de inmediato. No apliques sustancias químicas que irriten o pigmenten la piel (mercurocromo, picrato). Solo lava la piel con abundante agua y jabón. Si tienes una ampolla, no la rompas. No extiendas el tamaño ni la profundidad de la lesión usando instrumentos cortantes. No apliques remedios caseros (como miel o presentaciones herbolarias).

Quédate en reposo, sin apoyar el pie en el sitio de la lesión. Si continúas caminando, la lesión aumentará en extensión y profundidad, con el riesgo de una infección. Si vas a salir, cubre la lesión, pero en casa es mejor mantenerla descubierta, limpia y seca. Si se forman costras, retíralas durante la limpieza de la lesión; si no se despegan, no trates de arrancarlas porque aumentará el tamaño de la lesión. Un dato de alarma es la aparición de zonas enrojecidas, dolorosas, de mayor volumen o pigmentadas. En tal caso, acude a un hospital de inmediato.

El tratamiento de una úlcera infectada es complejo. La mayoría de las lesiones se infecta por más de un tipo de germen, lo que obliga a emplear por lo menos dos antibióticos.[26] Podrías requerir hospitalización, antibióticos por varias semanas, lavado de la herida dos veces al día y reposo. Si la infección se extiende al hueso, existe el riesgo de requerir una amputación.[27]

Complicaciones microvasculares

En este grupo se incluyen las complicaciones renales, oftalmológicas y las resultantes del daño en nervios periféricos. Son consecuencia de la exposición crónica a concentraciones altas de glucosa. Para que se presenten complicaciones renales y oculares se requiere una exposición de 10 años, pero la exposición por unas semanas es suficiente para dañar los nervios periféricos.

La hiperglucemia favorece la formación de compuestos anormales en la superficie y el interior de las células (llamados productos de glucosilación avanzada), los cuales alteran su funcionamiento. Dichos compuestos causan inflamación, menor aporte de oxígeno a los tejidos (por el daño a los vasos más pequeños, conocidos como capilares) y disfunción celular. La coexistencia de la hipertensión arterial agrava el proceso.

Daño renal

El daño renal asociado con la diabetes es la segunda causa de muerte (después de las complicaciones cardiovasculares) en las personas que viven con esta enfermedad. Ocurre en la tercera parte de la población. La diabetes es causa directa de daño renal y ocurre con mayor frecuencia en personas de origen latino o asiático,[28] en personas con familiares de primer grado que tienen nefropatía diabética, en casos de diabetes tipo 1 y cuando la diabetes tipo 2 inicia antes de los 40 años. El daño renal resulta de la interacción de la diabetes con otras enfermedades concomitantes comunes en nuestra población: hipertensión arterial, infecciones recurrentes que afectan al riñón y a las vías urinarias, uso inadecuado de antiinflamatorios y la existencia de cálculos renales. La presencia de dichas condiciones acelera el daño y modifica la expresión del padecimiento.[29]

El riñón cumple con dos funciones mayores: la principal es eliminar las toxinas generadas en otros órganos, y se evalúa midiendo la concentración de creatinina en sangre y en una muestra de orina. La segunda función es evitar la pérdida de compuestos en la orina necesarios para mantener las funciones corporales, la cual se evalúa midiendo la concentración de albúmina en una muestra de orina.

El daño renal por diabetes no causa síntomas en muchos años. Su primera señal es la presencia de concentraciones anormales de albúmina en orina, pero no se percibe hasta que se pierden cantidades cercanas a 0.5 g. Los síntomas que se pueden esperar son orina espumosa y retención de líquidos detectable en las mañanas, ya sea en los parpados o en las manos. Si la pérdida de orina es superior a 1 g, la retención de líquidos se presenta por la tarde y se percibe en los tobillos. La aparición del daño renal se puede acompañar de aumento en la presión arterial y en las concentraciones de colesterol LDL, así que un cambio súbito en dichos parámetros hace necesario medir la concentración de albúmina en la orina. El daño renal progresa si es deficiente el control de la glucemia y la presión arterial. Sin tratamiento, la cantidad de albúmina en la orina rebasa la concentración de tres gramos cada 24 horas en aproximadamente cuatro años. En tal estado (conocido como síndrome nefrótico), la concentración de albúmina en sangre disminuye, se pierde masa muscular en las extremidades y aumenta notablemente el riesgo de tener una complicación cardiovascular.

La capacidad de filtrar toxinas sufre cambios con el tiempo. Al inicio de la diabetes, la presencia de una cantidad excesiva de glucosa en la orina aumenta la capacidad de filtrar las toxinas. Sin embargo, la presión dentro de las unidades donde se filtra la sangre (conocidas como glomérulos) aumenta, lo cual daña su estructura. El resultado es una disminución progresiva de la capacidad de filtración detectable por el decremento de la concentración de creatinina en orina y, años más tarde, por el incremento de su concentración en sangre. Cuando este último evento ocurre, la lesión renal se encuentra en un estado avanzado. Considera que cualquier incremento de la concentración sanguínea de creatinina debe ser motivo de atención.

Se diagnostica *insuficiencia renal* cuando la capacidad de excreción de toxinas (medida por la prueba conocida como depuración de creatinina) es menor que 60 ml/min por cada 1.73 m^2 de superficie corporal. Al llegar a tal estado, es alta la posibilidad de requerir un método de sustitución renal en los siguientes cinco años. A futuro, el uso de hemodiálisis o diálisis peritoneal será indispensable para preservar la vida. Otra alternativa es el trasplante renal, pero todas las opciones son costosas y de alta complejidad. Lo mejor es prevenir el daño renal.

La insuficiencia renal causa múltiples síntomas y señales. Entre los más importantes: anemia, fatiga crónica, pérdida de masa muscular, cambios en el aroma del aliento, comezón, concentraciones altas de potasio en la sangre, somnolencia durante el día, insomnio, disminución en la velocidad de pensamiento, hipo, fracturas y retención de líquidos. Los niveles elevados de potasio (más de 5.5 mEq/l) requieren atención inmediata, ya que pueden ser causa de arritmias y riesgo de muerte.

La incidencia de enfermedad renal (sobre todo en etapas terminales) reportada en México es la más alta a nivel mundial. Nuestra población tiene un riesgo tres veces mayor, comparado con los caucásicos. La cantidad de años que se vive con discapacidad por enfermedad renal terminal es mucho mayor en México (880.5 por cada 100 000 habitantes) frente a lo informado en otros países.[30] Lamentablemente, las personas afectadas en nuestro país mueren de forma prematura por no tener acceso a un trasplante renal o a métodos sustitutivos (como la hemodiálisis o la diálisis peritoneal). Repetidas infecciones en vías urinarias, la exposición a materiales de contraste usados en estudios radiológicos y los cálculos renales aceleran la progresión del daño, acortando el tiempo en que sucede la insuficiencia renal.

La susceptibilidad para tener una insuficiencia renal aguda es más elevada en las personas con diabetes frente al resto de la población, y ocurre por deshidratación grave (causada por vómito, sudoración excesiva, falta de ingesta de líquidos o diarrea), una pérdida súbita y abundante de sangre, o una caída abrupta de la presión arterial. Cuando la hipertensión arterial lleva mucho tiempo en evolución y es de difícil control, el deterioro de la capacidad de filtración de toxinas es la anormalidad predominante (sin que ocurra pérdida de albúmina en la orina). La progresión del daño renal se acelera después de un episodio de insuficiencia renal aguda.

Nefropatía diabética

La detección oportuna de la nefropatía depende de medir la concentración de albúmina en orina una vez al año. Por la naturaleza asintomática del padecimiento, se debe medir la albúmina independientemente del cuadro clínico o la calidad del control de la enfermedad. La prueba se lleva a cabo con la primera muestra de orina del día (o de la totalidad de la orina del día). Además, la concentración de creatinina debe medirse de forma simultánea en sangre y orina; un resultado mayor que 30 miligramos de albúmina por gramo de creatinina implica un diagnóstico de daño renal. El examen de orina permite la identificación de infecciones (reconocidas por la presencia de cantidades anormales de leucocitos o la positividad de la esterasa), sangrados o la existencia de cristales (sugestivos de la existencia de cálculos renales). Un valor alto de creatinina en sangre es un dato de alarma y debe ser revisado por un nefrólogo.[31] Esta prueba puede dar resultados anormales si existe una infección de vías urinarias, se realizó ejercicio intenso en las últimas 48 horas o después de un coito. La orina debe ser recolectada en un frasco limpio, de preferencia provisto por el laboratorio.

La prevención de la nefropatía diabética es una prioridad en el manejo de la enfermedad. El cumplimiento permanente de las metas del tratamiento (HbA1c menor que 7%, presión arterial menor que 140/90 mmHg y un colesterol LDL abajo de 100 mg/dl) desde el diagnóstico es la piedra angular. Se complementa con la detección y el tratamiento eficaz de infecciones de vías urinarias, evitar el uso inadecuado de medicamentos (como los antiinflamatorios) y el tratamiento de cualquier otra condición que limite el flujo de la orina (como el crecimiento prostático en el hombre o la vejiga hipoactiva). Esta anormalidad puede ser detectada en la revisión anual, lo que permite iniciar tratamientos que retrasen o prevengan la aparición de las formas terminales de nefropatía.

La detección de la albuminuria y de una depuración de creatinina menor que 90 ml/min por cada 1.73 m^2 de superficie corporal son sinónimo de *daño renal*. La corrección de la hiperglucemia, de la hipertensión arterial y del colesterol LDL retrasa la progresión del daño. Incluso, la albuminuria puede desaparecer o disminuir en magnitud con estas intervenciones.

El uso de bloqueadores del receptor de angiotensina o de un inhibidor de la enzima convertidora de angiotensina es indispensable para el control de la albuminuria. Estos fármacos deben incluirse en el tratamiento en dosis bajas, aun en ausencia de valores altos de presión arterial. Para las personas con hipertensión es común que se requieran dos o más medicamentos (incluyendo uno de los dos grupos antes mencionados) para lograr el control de la presión arterial.

Algunos medicamentos usados para el control de la glucemia disminuyen la progresión del daño renal (los inhibidores de SGLT2 y los agonistas de GLP-1).[32] Su empleo es recomendable sobre todo si el daño renal es leve o moderado. Pueden incluirse en tu tratamiento hipoglucemiante habitual o sustituir alguno de los medicamentos que tomas (si te encuentras bajo un control adecuado).[33]

El diagnóstico de daño renal implica ajustes en tu alimentación. El consumo de proteínas de origen animal debe reducirse al mínimo y sustituirse con proteínas de origen vegetal (principalmente de verduras). En caso de una pérdida de albúmina de más de 1 gramo por 24 horas, será necesario el aporte adicional de proteínas vegetales. También se deben evitar los alimentos ricos en sodio, potasio y fósforo. Es recomendable disminuir el peso corporal a expensas de la reducción del tejido adiposo. Consulta con un licenciado en nutrición para hacer los ajustes.

El ejercicio intenso puede acelerar la progresión del daño renal. Consulta con tu médico qué cuidados debes tener para hacer ejercicio. Evita los episodios de deshidratación (con un aporte suficiente de líquidos no azucarados); la posibilidad de tener una hipoglucemia durante o después del ejercicio es mayor.

El riesgo cardiovascular se incrementa notablemente con la aparición del daño renal. Será necesario ajustar la dosis de la estatina para lograr un control más estricto de las cifras de colesterol LDL y no HDL. Sin embargo, aumenta el riesgo de tener efectos colaterales por los medicamentos. Si tienes dolor muscular en la espalda, en la región lumbar, en los brazos (por arriba de los codos) o en las piernas (por arriba de las rodillas) no explicable por el ejercicio, informa a tu médico y suspende el uso de la estatina hasta que el profesional de la salud identifique la causa del dolor.

La presencia de daño renal es sinónimo de la existencia de daño en otros órganos, en particular en la retina. Hay más riesgo de lesiones en los pies y es muy probable que se den otras complicaciones crónicas microvasculares (como la neuropatía). Es necesaria la participación de varios especialistas (nefrólogos, licenciados en nutrición, cardiólogos, oftalmólogos) para evitar situaciones críticas. El acceso a un método de sustitución renal es complejo en la mayoría de los países en desarrollo e implica cambios considerables en tu estilo y calidad de vida.[34]

Retinopatía diabética

La complicación oftalmológica más grave es la retinopatía diabética, una condición que puede ser causa de ceguera, cataratas (opacidad del cristalino, lo que impide el paso de la luz a la retina), degeneración macular y glaucoma. Es indispensable que toda persona con diabetes tipo 2 acuda cada año a una revisión oftalmológica, y debe incluir la revisión de la retina con dilatación de la pupila (esto implica acudir acompañado porque tendrás dificultades para enfocar en las dos horas siguientes al estudio y no puedes manejar). Aun así, considera que la revisión de la agudeza visual no es suficiente para asegurar que no existan problemas oculares.[35] En caso de sospecha de lesiones es posible que se requiera una angiografía de los vasos sanguíneos de la retina y una tomografía. El edema macular puede pasar desapercibido con un examen convencional.[36]

Otra alternativa menos eficaz es el examen de la retina usando cámaras fotográficas de alta definición. En este caso no se requiere la dilatación de la pupila, aunque no es posible hacer una exploración completa de la retina. Se trata de un abordaje empleado en clínicas coordinadas por médicos generales o técnicos. Las imágenes se envían a un especialista, quien las interpreta a distancia. Es muy popular en Europa y Estados Unidos, ya que permite resolver de forma parcial el acceso a un especialista en oftalmología.[37]

Los cambios de gran magnitud en la concentración de glucosa alteran la refracción y la capacidad para enfocar, un fenómeno común al corregir la glucemia cuando se diagnostica la diabetes o con el uso de insulina. El cambio es transitorio, con una duración de cuatro a seis semanas. Tal anormalidad puede confundirse con un evento adverso del tratamiento, pero tu médico debe informarte sobre los cambios visuales que puedan ocurrir al intentar corregir la hiperglucemia.

Lamentablemente, los síntomas no son un buen indicador del daño ocular. Los problemas en la retina no causan síntomas si no se afecta la región central del ojo (conocida como mácula). Las lesiones iniciales de la retinopatía diabética ocurren en las regiones laterales del ojo, por lo que no originan cambios en la visión ni siquiera siendo graves.

El control glucémico y de la presión arterial son la base para prevenir el daño a la retina. La retinopatía resulta del daño crónico que causa la hiperglucemia en los capilares de la retina.[38] La prevalencia de retinopatía diabética es más alta en México y entre los mexicanoamericanos, en comparación con otros grupos étnicos.[39] Existe una predisposición genética para sufrir esta complicación: los genes involucrados son distintos a los causantes de la diabetes. Por ello, el riesgo de tener retinopatía es mayor si algún familiar directo con diabetes sufre o sufrió retinopatía (o ceguera). Aproximadamente se presenta en 35% de las personas que viven con diabetes. Por lo general aparece 10 años después de estar expuesto a concentraciones altas de glucosa. Sin embargo, dada la naturaleza asintomática de la enfermedad, no es raro que exista retinopatía diabética al momento del diagnóstico de la diabetes.

Puesto que comparte algunos mecanismos de daño con la nefropatía diabética, es común que coexistan ambas complicaciones. Por ello, identificar una retinopatía vuelve indispensable evaluar la función renal, y viceversa. La retinopatía se caracteriza por la aparición de depósitos de algunas sustancias anormales en la retina (conocidos como exudados) y la presencia de vasos pequeños, muy frágiles, conocidos como microaneurismas. Estos últimos se rompen fácilmente, ocasionando sangrado bajo la retina, lo que la desprende de su sitio y determina su pérdida y, en consecuencia, la ceguera.

El tratamiento oportuno previene la pérdida de visión. La retinopatía diabética es la causa más común de ceguera en la vida adulta en México. El tratamiento convencional es la aplicación de láser en múltiples sitios de la retina para cerrar los vasos nuevos y, así, prevenir sangrados. Genera pequeñas cicatrices que mantienen la retina adherida y evitan su desprendimiento. El tratamiento reduce la agudeza visual, sin embargo, la magnitud del decremento depende de la localización de las lesiones. En la mayoría de los casos, el cambio es marginal, y el beneficio (la prevención de la ceguera) sobrepasa las secuelas del tratamiento.

Una alternativa disponible en la última década es la inyección intraocular de medicamentos que bloqueen un compuesto favorecedor del daño a la mácula y la aparición de nuevos vasos sanguíneos, como el factor de crecimiento de los vasos del endotelio. Existen dos medicamentos disponibles en el mercado, pero su principal limitación es el costo.[40]

Algunos datos clínicos alertan ante la posibilidad de tener un desprendimiento de retina: por ejemplo, ver luces o rayos inexistentes sugiere un daño, y será necesario hacer una revisión a la brevedad. En caso de ceguera súbita, acude de forma urgente a un hospital oftalmológico. De darse un desprendimiento de retina, tienes pocas horas para recibir tratamiento.[41]

Cataratas

Además de alteraciones en la retina, la diabetes puede causar cataratas debido al depósito de sustancias anormales en el cristalino (el lente localizado atrás de la pupila, cuya función es permitir el enfoque de las imágenes). Las cataratas son resultado de una exposición crónica a concentraciones altas de glucosa.[42] Por lo tanto, entre mayor sea el descontrol, más posibilidad habrá de que aparezcan a los pocos años de vivir con diabetes. Su presencia reduce la agudeza visual y no se corrige con anteojos; el tratamiento es quirúrgico, pero la cirugía requiere una hospitalización de 24 horas máximo en la mayoría de los casos. El diagnóstico se realiza con un examen oftalmológico convencional.

Glaucoma

El glaucoma es más común en las personas con diabetes. Es consecuencia del aumento en la presión intraocular, lo que daña las células de la retina de forma irreversible. Se caracteriza por alterar la visión periférica. Pide que te midan la presión intraocular en tu examen oftalmológico anual.[43] Requiere un tratamiento a largo plazo con el empleo de gotas, medicamentos o incluso cirugía. La ausencia de síntomas no es sinónimo de un control adecuado; acude a consulta con la frecuencia que el oftalmólogo te sugiera.

Daño a nervios periféricos o neuropatía

La neuropatía diabética es la tercera complicación microvascular más seria y la más común —ocurre en la mitad de las personas con diabetes tipo 2 al menos una vez a lo largo de su vida—. Se debe al efecto tóxico de la glucosa y otras sustancias anormales sobre la función neuronal. Se puede manifestar de múltiples formas, dependiendo del nervio afectado, y es la que aparece en menos tiempo de vivir con diabetes. Los factores que la determinan en orden de importancia son la calidad del control glucémico, los años de vivir con diabetes y probablemente la concentración sérica de triglicéridos.

La neuropatía se puede manifestar con síntomas sensitivos (como dolor o ardor), motores (como parálisis facial) y anormalidades en la regulación de la función de algunas vísceras (como vejiga o intestino). Las expresiones más comunes son síntomas sensitivos, pero, como dije antes, depende de la clase de nervio afectado. En estados avanzados es común que coexistan daños a fibras grandes y pequeñas,[44] aunque generalmente los nervios más delgados (de fibras pequeñas) son los primeros en verse afectados, así que se presentan dolores, ardores, hormigueos y sensación de descargas eléctricas o quemaduras en los extremos de los dedos de manos y pies. Los síntomas se incrementan en la noche y con frecuencia interfieren con el sueño.

Puede haber una sensibilidad exagerada a estímulos que normalmente no causan dolor (como la presión de los calcetines o el roce de las sábanas). La percepción de la temperatura es menor, así que aumenta el riesgo de sufrir quemaduras si se expone la piel a superficies calientes o frías. Los reflejos tendinosos (explorados golpeando el tendón de Aquiles con un martillo de reflejos) están disminuidos o abolidos. El dolor también puede causar limitación del potencial laboral y de la calidad de vida.

Las lesiones se presentan después de semanas o meses de exponerse a concentraciones altas de glucosa en sangre; pueden ocurrir desde las etapas que preceden la aparición de la diabetes (como la intolerancia a la glucosa). En la exploración física, el médico debe usar un filamento que permita evaluar tu sensibilidad superficial. Deberá tocar varios puntos de tus pies porque, en caso de existir daño neuropático, no percibirás algunos de los estímulos táctiles. Esta maniobra permite detectar la neuropatía en un estado previo a la aparición de lesiones por puntos de apoyo anormales. Otra opción es probar la percepción de un objeto tibio o frío, pues el daño neurológico disminuirá tu capacidad para detectar la diferencia de temperatura.[45]

Si el daño incluye los nervios de mayor tamaño (de fibras grandes), los síntomas predominantes serán adormecimiento y reducción de la sensibilidad superficial y profunda, lo que se percibe como si se caminara con calcetines muy gruesos o con los pies envueltos en algodón. Los reflejos en el talón de Aquiles y en la rodilla estarán disminuidos o perdidos —la percepción de la vibración generada por un diapasón es una prueba para identificar esta forma de neuropatía—. El riesgo más alto es la incapacidad para prevenir lesiones por roce o traumatismos que en personas sin diabetes se evitarían por la percepción de dolor o presión. En estados avanzados se afectan el equilibrio y la marcha, provocando puntos de presión anormal en los pies. El resultado son caídas recurrentes, deformidades en los pies (conocido como pie de Charcot) y ulceras de presión que determinan la aparición del pie diabético.

Por ejemplo, si se trata de un nervio intercostal, se manifestará como dolor ardoroso que sigue el trayecto de una costilla. Otros nervios que pueden sufrir daño son los que dan la sensibilidad y movimiento a las manos (mediano, ulnar y radial), y algunos nervios craneales (pares III, IV, VI y VII), provocando parálisis facial, visión doble o incapacidad para hacer ciertos movimientos con un ojo. También pueden ocurrir lesiones en plexos nerviosos. Esta presentación es más común en los hombres. Se manifiesta como pérdida de masa muscular, en especial en los muslos y la cadera, lo que resulta en debilidad e incapacidad para levantarse de una silla sin ayuda. Generalmente se acompaña de dolor en la cadera y un muslo (unilateral). Esta presentación clínica ocurre en hombres adultos mayores que han estado en descontrol crónico grave por mucho tiempo.

Las funciones del sistema nervioso no se limitan a la percepción de la presión, el dolor o la temperatura. Todas las vísceras y los vasos sanguíneos son regulados por el sistema nervioso autónomo (así llamado porque es independiente de la voluntad del individuo). La neuropatía puede dañar los nervios que regulan la función de las vísceras (como el estómago, la vejiga o el corazón). Esta complicación, conocida como neuropatía autonómica, ocurre después de muchos años de exposición a la diabetes en descontrol severo. La manifestación originada dependerá del órgano afectado, pero el tratamiento es complejo. Debe estar a cargo de un endocrinólogo en colaboración con otros especialistas (gastroenterólogo, neurólogo, urólogo, algólogo, cardiólogo, etc.), dependiendo de tu cuadro clínico.[46]

Por ejemplo, las alteraciones de la función de los nervios que regulan el intestino se manifiestan como distensión abdominal, estreñimiento alternado con diarrea (que puede ser abundante, con presencia de gotas de grasa y algunos restos de alimentos) o incontinencia fecal. Por otra parte, si el daño ocurre en el estómago, los síntomas serán dolor en la zona alta del abdomen (en especial después de comer), náuseas, vómito en que se puedan identificar alimentos ingeridos horas o días atrás, mal aliento, dolor al deglutir o mal sabor de boca. Los síntomas resultan de la incapacidad del estómago para vaciar su contenido. Esta complicación puede causar dificultades mayores para lograr el control glucémico y es causa de hipoglucemias graves recurrentes. Se debe investigar para todas las personas con hipoglucemias repetidas, en especial si se alternan con hiperglucemias de difícil control. Su tratamiento requerirá un esquema múltiple y el apoyo de un gastroenterólogo.

La afección de los nervios que regulan la función de la vejiga causa un vaciamiento parcial de la orina. Es común que ocurra retención urinaria manifestada como una masa en la porción central inferior del abdomen, dolorosa a la palpación. El vaciamiento incompleto de la vejiga favorece la aparición de infecciones urinarias recurrentes y acelera el daño renal. Su presencia puede pasar desapercibida. Tu médico deberá considerar su presencia si existen otros datos de neuropatía autonómica, infecciones de vías urinarias de repetición o una disminución rápida de la función renal. El tratamiento implica la micción cada tres o cuatro horas (aun sin sentir el deseo de orinar, debido a que en esta condición no se presenta con la frecuencia requerida). Para inducir la micción deberás presionar arriba del pubis con la punta de los dedos (colocando ambas manos en posición de flecha) y flexionando el torso hacia adelante. Lleva a cabo la maniobra antes de dormir para evitar una distensión excesiva de la vejiga durante la noche.

El daño de los nervios que regulan al corazón genera una taquicardia que no se modifica al cambiar de posición o realizar ciertos esfuerzos. Aumenta el riesgo de tener arritmias (que pueden ser peligrosas) y reduce la percepción del dolor que ocurre durante un episodio de isquemia coronaria. Por ello, el infarto del miocardio puede ser asintomático o causa de muerte súbita. Generalmente coexiste con un daño a los nervios que regulan la función de los vasos sanguíneos, el cual se manifiesta como mareo al cambiar de posición, poca tolerancia al ejercicio, desmayos asociados con esfuerzos y fatiga crónica.

Otras manifestaciones de la neuropatía autonómica incluyen:

- Reducción o pérdida de la percepción de hipoglucemias. No se presentan los síntomas iniciales que ocurren cuando la glucemia es cercana a 70 mg/dl (como sudoración, palpitaciones, ansiedad y aumento del apetito), lo que impide corregirla a tiempo. La manifestación principal son los síntomas causados por la falta de aporte de glucosa al sistema nervioso (confusión, somnolencia, pérdida de conocimiento, convulsiones), que pone potencialmente en peligro tu vida.
- Impotencia sexual en el hombre.
- Disminución de la libido, ausencia de lubricación y dolor en la penetración para la mujer.
- Alteraciones en la producción del sudor que favorecen lesiones en la piel (menor sudoración en pliegues, genitales, pies y otras zonas donde normalmente se produce sudor).
- Sudoración excesiva al consumir alimentos.

Las concentraciones altas de triglicéridos es otro factor de riesgo para tener neuropatía diabética. En la mayoría de los casos, la historia clínica y la exploración física son suficientes para diagnosticar una neuropatía diabética. Tu médico puede usar cuestionarios (como el cuestionario de Michigan)[47] o tocar tus pies con un monofilamento o un diapasón como parte de su evaluación. Debe descartar otras causas de neuropatía que puedan coexistir con la diabetes, como el hipotiroidismo, la insuficiencia renal, el uso de ciertos medicamentos (como la amiodarona y la colchicina, entre otros), el consumo de alcohol y algunas deficiencias nutricionales (por malabsorción intestinal de tiamina o vitamina B_{12}). Es común el uso (y abuso) de dosis altas de tiamina y vitamina B_{12}. Dicha práctica no es útil (excepto cuando se demuestra la concentración baja de dichas vitaminas) y puede ser causa de reacciones alérgicas.[48]

El cuidado de los pies es prioritario en personas con neuropatía diabética. El riesgo de tener callos, ulceraciones, grietas o infecciones que puedan ser causa de una amputación es alto. Recuerda, debes revisar diario tus pies (incluyendo el espacio entre los dedos). Tu médico debe observar con cuidado cualquier área que tenga una apariencia anormal o cause dolor a la palpación. Cuando vayas a consulta, evita el uso de calzado que pueda originar lesiones. Además, la neuropatía altera la percepción profunda de la pisada, así que tu riesgo de caída es mucho mayor; evita el uso de pantuflas o calzado que pueda zafarse fácilmente de tu pie, y nunca camines en sitios poco iluminados (por ejemplo, hacia el baño por las noches). Siempre mira por dónde pisas, en especial al subir escaleras o andar en superficies irregulares.

Es raro que la neuropatía diabética cause parálisis de los miembros inferiores o te limite al uso de una silla de ruedas. En tal caso, existe la sospecha de que los síntomas se deban a una enfermedad distinta. Acude con un neurólogo.[49]

La intervención más útil para la neuropatía diabética es la corrección de la hiperglucemia. Esta intervención puede ser suficiente para mejorar la mayoría de los síntomas, aunque su efecto tarde algunas semanas. El tratamiento de la hipertrigliceridemia también es una intervención complementaria.

El dolor, a su vez, puede ser de difícil control. Tu médico podría usar antidepresivos (duloxetina, citalopram, venlafaxina, escitalopram y amitriptilina), anticonvulsivos (pregabalina o gabapentina) u opioides (tramadol) para su manejo. Es común que se requiera más de un medicamento para lograr la eliminación de los síntomas. En caso de no obtener respuesta, no te automediques. Acude con un algólogo (especialista en el manejo del dolor).

La neuropatía diabética altera frecuentemente la calidad de vida y se asocia con la depresión (manifestada como interrupciones del sueño, desinterés por las actividades cotidianas, fatiga crónica que aparece desde el despertar, irritabilidad y dificultades para concentrarse). Si tienes alguno de estos síntomas, coméntalo con tu médico para que te refiera con un terapeuta, psicólogo o psiquiatra. Evita el consumo de alcohol y limita tus medicamentos a los recomendados por tu médico.

CUIDADO DENTAL

Las personas con diabetes tienen un riesgo más elevado de padecer lesiones en la cavidad oral. Una de las más comunes es la periodontitis: inflamación de la encía y las estructuras que rodean al diente. Se manifiesta como mal sabor de boca, mal aliento, dolor o sangrado al cepillar, y causa la pérdida de piezas dentarias. La periodontitis es una reacción inflamatoria local y sistémica que agrava el descontrol glucémico, además de estar asociada con un riesgo superior de tener diabetes para las personas con prediabetes.

5

¿Cómo controlar esta epidemia?

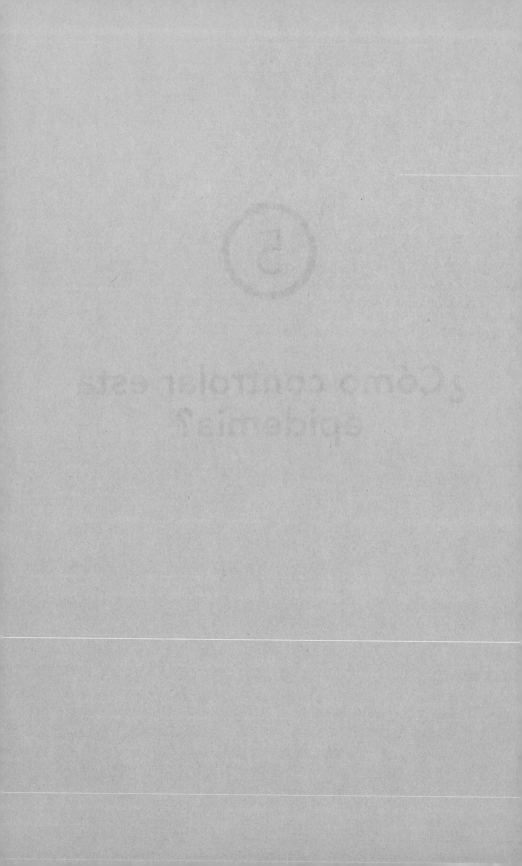

La respuesta a la diabetes se encuentra en manos de todos. Incluye decisiones individuales, comunitarias, económicas y políticas. Más allá de la decisión de las autoridades en salud se encuentra la responsabilidad de cada persona de llevar un estilo de vida saludable, investigar su riesgo de padecer diabetes (o enfermedades relacionadas) y prevenirla. Las personas que viven con diabetes son responsables de implementar el tratamiento y detectar a tiempo las complicaciones. Además, deben ser líderes en su familia y su comunidad para sensibilizar a otros sobre la importancia de las enfermedades metabólicas. Un porcentaje alto de las iniciativas exitosas contra la enfermedad ha surgido de grupos de pacientes y familiares que lograron cambiar su entorno, no solo de la prestación de servicios de salud.

Cada profesional de la salud debe otorgar atención de calidad y empoderar a los individuos sobre su autocuidado. Los integrantes de los equipos multidisciplinarios que atienden a las personas con diabetes necesitan dejar a un lado el modelo tradicional de atención, centrado en la expedición de una receta y el apego irrestricto del paciente a las indicaciones. La persona que se encuentra en riesgo o vive con diabetes es el protagonista del tratamiento, lo que convierte a los profesionales de la salud en motivadores, capacitadores y consejeros en la toma de decisiones correctas, informadas y conscientes.

Así, la atención de las personas con diabetes es un proceso que debe ser sistematizado y evaluado con regularidad para que pacientes y profesionales de la salud se beneficien de un mayor acceso a la atención y una mejor organización. En México se emplean diversos tipos de indicadores para medir la calidad del proceso de atención de la enfermedad a nivel nacional:[1]

1. Porcentaje de la población que se encuentra en riesgo de tener la enfermedad a mediano plazo.
2. Número de pruebas de escrutinio por año.
3. Número de personas que viven con diabetes.
4. Porcentaje de personas que viven con diabetes sin saberlo.
5. Porcentaje de personas que viven con diabetes, conocen su diagnóstico y no reciben tratamiento.
6. Porcentaje de personas que viven con diabetes, conocen su diagnóstico, reciben tratamiento y no alcanzan el control de su glucemia.
7. Porcentaje de personas que viven con diabetes, conocen su diagnóstico, reciben tratamiento y alcanzan el control de su glucemia.
8. Porcentaje de personas que viven con diabetes, conocen su diagnóstico, reciben tratamiento y alcanzan el control de su glucemia, presión arterial y colesterol LDL.
9. Años de vida ajustados para la discapacidad por diabetes.
10. Años con calidad de vida para personas con diabetes.
11. Tasa de mortalidad causada por la diabetes.
12. Tasa de mortalidad en personas que viven con diabetes.
13. Costo directo atribuible a la diabetes.
14. Costo indirecto atribuible a la diabetes.
15. Porcentaje del costo de la diabetes que es cubierto por el paciente.

El análisis de los indicadores nacionales augura un panorama preocupante para los próximos años. Cerca de 50% de los adultos participantes en las encuestas de salud más recientes tiene síndrome metabólico, término que sirve para identificar a personas con un alto riesgo de desarrollar diabetes en cinco años (indicador 1). El número de pruebas de escrutinio de diabetes aplicadas en adultos ha disminuido desde 2012, y en la encuesta del año 2021 solo 9.6% de los adultos había tenido una revisión en el año previo (indicador 2). En la Encuesta Nacional de Salud y Nutrición 2021 se estimó que vivían en México 13.4 millones de personas con diabetes (indicador 3) y 4.6 millones de ellos desconocían su diagnóstico (indicador 4). Aunque se logró una reducción en el porcentaje de los casos no diagnosticados de 50 a 30%, la proporción actual persiste por encima de lo reportado en países desarrollados (cercano a 6%), con excepción de Estados Unidos, indicador de lo insuficiente que es la eficacia terapéutica en todos los componentes del sistema de salud.

Cerca de 90% de los casos diagnosticados ha tenido acceso al tratamiento médico (indicador 5), sin embargo, el porcentaje que cumple con la meta de control glucémico es inferior a 40% (indicador 6) y la proporción es todavía más reducida para quienes logran un control adecuado de la glucemia, la presión arterial y el colesterol LDL: 5% (indicador 8).

México se encuentra entre los países con más años de vida ajustados por la presencia de discapacidad. La pérdida de productividad ocurre antes de los 65 años, lo que determina un daño peor a la economía de las familias (indicador 9). No existen datos públicos recientes sobre el costo de la diabetes pero, como mencioné en el capítulo 1, para 2013 la atención ya representaba más de 2% del producto interno bruto, del cual se destinó la mayor parte a costos indirectos, es decir, a la atención de incapacidad temprana, complicaciones crónicas y accidentes, entre otros. Del costo directo, es decir, la carga económica originada por los medicamentos, los pacientes cubrieron un alto porcentaje (indicadores 13 a 15).

El resultado final es una mortalidad creciente entre las personas que viven con diabetes. Hasta antes de 2019 ocurrían cerca de 100 000 fallecimientos al año. Durante 2020 y 2021 el número aumentó a 152 467 y 140 229, respectivamente. El incremento se explica por efectos directos e indirectos de la epidemia de covid-19 (indicadores 11 y 12). En suma, los indicadores mostrados son útiles para disecar la cascada de atención que determinará a mediano plazo el impacto social y económico de la enfermedad. Los datos actuales auguran que el costo social de la diabetes seguirá al alza en el futuro.

Por otra parte, además de la calidad de la atención se mide la implementación del tratamiento con su propia serie de indicadores:[2]

- Año de evaluación
- Fecha de nacimiento o edad
- Sexo
- Año de diagnóstico de diabetes
- Duración desde el diagnóstico
- Tipo de diabetes
- Susceptibilidad a la cetosis
- Máximo grado de educación alcanzado
- Consumo de tabaco
- Consumo de alcohol
- Antecedentes familiares de diabetes o hiperglucemia materna, insuficiencia renal o enfermedad cardiovascular prematura (menores de 60 años)
- Vacunación
- Anticoncepción
- Antecedentes de diabetes gestacional
- Presión arterial
- Frecuencia cardiaca
- Peso corporal
- Circunferencia de la cintura
- Agudeza visual

- Retinopatía (no proliferativa, proliferativa o que amenaza la vista)
- Pulsos de los pies
- Anormalidades de la piel
- Deformidades del pie
- Neuropatía sensorial
- Pruebas de laboratorio
  - Concentración de glucosa en plasma en ayunas
  - HbA1c
  - Concentración de colesterol total
  - Concentración de colesterol HDL
  - Concentración de colesterol LDL (o colesterol no HDL en general)
  - Concentración de triglicéridos
  - Proporción de albúmina y creatinina en la orina
  - Concentración de creatinina plasmática
  - Tasa de filtración glomerular estimada
  - Hemoglobina en sangre
- Complicaciones macrovasculares
  - Enfermedad isquémica del corazón
  - Insuficiencia cardiaca
  - Infarto cerebral
  - Amputación no traumática de las extremidades inferiores (abajo o arriba de la rodilla)
- Complicaciones microvasculares
  - Úlceras en los pies
  - Cirugía ocular o láser
  - Trasplante renal
  - Diálisis
- Enfermedades concomitantes
  - Crisis hiperglucémica o hipoglucémica
  - Sepsis grave o infecciones crónicas (por ejemplo, tuberculosis, hepatitis B y hepatitis C)
  - Cualquier tipo de cáncer

- ◆ Depresión
- • Medicamentos orales para controlar la glucemia
  - ◆ Metformina
  - ◆ Sulfonilurea
  - ◆ Inhibidores de la α-glucosidasa
  - ◆ Tiazolidinedionas
  - ◆ Inhibidores de DPP-4
  - ◆ Inhibidores de SGLT2
- • Inyectables
  - ◆ Insulina (nombres comerciales, tipos, regímenes y dosis diaria total)
  - ◆ Análogos de insulina (nombres comerciales, tipos, regímenes y dosis diaria total)
  - ◆ Agonistas del receptor de GLP-1 (dosis y régimen)
- • Medicamentos cardiovasculares
  - ◆ Inhibidores de la HMG-CoA reductasa (por ejemplo, estatinas)
  - ◆ Inhibidores del sistema renina-angiotensina
  - ◆ Aspirina
  - ◆ Otros medicamentos que reducen la presión arterial
  - ◆ Otros fármacos que regulan la concentración de lípidos
  - ◆ Otros medicamentos antiplaquetarios

La lista anterior representa la información mínima que debe integrar el expediente clínico de una persona con diabetes. Son las variables que el médico debe interrogar en cada consulta y que el paciente debe poder responder, datos indispensables para estimar los recursos que se requerirán a corto plazo para tratar a la población en un hospital o en un sistema de salud.

Su registro debería ser una práctica regular en clínicas y hospitales, como los propuestos por el programa Healthy People 2020,[3] una iniciativa enfocada en la mejora de los servicios de salud a nivel nacional que identifica la infraestructura necesaria para brindar atención suficiente en una unidad médica. Por ejemplo, en cada unidad donde acuden personas con enfermedades metabólicas debe haber equipo y recursos indispensables, como báscula, cinta métrica, glucómetro, diapasón, monofilamento y oftalmoscopio; vigilar que se cumplan los indicadores debe estar a cargo de centros coordinadores estatales o federales, además de contar con un líder en cada unidad de salud que reciba la retroalimentación del centro coordinador; los sistemas de vigilancia deben estimular la competencia y la mejora del desempeño; asimismo, es fundamental llevar un expediente electrónico donde se registren los indicadores para tomar decisiones oportunas y transparentes.

En 2021, la Organización Mundial de la Salud lanzó el programa "Diabetes Compact",[4] el cual tiene como objetivo crear protocolos que se puedan implementar en cualquier región del mundo y sean suficientes para prevenir las complicaciones crónicas de la diabetes. La Organización Panamericana de la Salud diseñó el modelo HEARTS para orientar al médico de primer contacto sobre qué acciones tomar para prevenir complicaciones crónicas con los recursos disponibles en Latinoamérica.

Independientemente del programa internacional que se adopte, los gobiernos locales y federales son una pieza clave en la orquestación de las acciones. Deben ser los motores de cambio de la comunidad. El escenario ideal es que exista un comité multisectorial del más alto nivel para coordinar las acciones económicas, educativas, reguladoras y de salud necesarias para mitigar la enfermedad. Un grupo técnico debería presentar una estrategia basada en la mejor evidencia disponible —sin que se modifique por aspectos políticos ni grupos de interés—, la cual incluya un conjunto de acciones transversales con vistas a disminuir el número de personas en riesgo, permitir un diagnóstico oportuno, un manejo adecuado y la coordinación apropiada de las organizaciones involucradas. Por ejemplo, para reducir el número de personas en riesgo se debe aumentar el acceso a alimentos saludables y limitar la exposición a productos con un efecto deletéreo para la salud, facilitar la existencia de entornos seguros donde realizar actividad física, así como brindar educación sobre la salud a todos los estratos de la población. Grupos técnicos de este tipo existen en todos los países desarrollados. Un ejemplo de ello son los Centros para el Control y la Prevención de Enfermedades (CDC), en Estados Unidos, y la Unidad de Inteligencia Epidemiológica y Sanitaria creada en México en el año 2020.[5]

El Estado es responsable de garantizar el acceso universal a los servicios de salud (incluyendo la disponibilidad de los medicamentos necesarios para manejar la enfermedad). Los servicios de atención primaria tienen un papel crítico: son el sitio donde debe ser atendida la mayoría de las personas que viven con diabetes. Finalmente, el Estado debe contar con una planeación adecuada para cubrir las incapacidades, la discapacidad y las consecuencias socioeconómicas de la enfermedad. La medición sistemática de los indicadores mencionados antes permite alimentar los modelos para estimar la cantidad de personas que requieren los diversos recursos terapéuticos o terapias paliativas.

HISTORIA DE VIDA: ES IMPORTANTE ESTAR INFORMADO

En 1994 Pedro, que entonces tenía 54 años, presentó aumento en su número de micciones, pérdida de peso involuntaria y ardor en las piernas. Acudió con un pediatra amigo de la familia, quien confirmó que tenía diabetes. Le recomendó tomar 15 miligramos de glibenclamida al día, sin indicaciones para modificar su alimentación ni su actividad física. Además, detectó que tenía hipertensión arterial, para lo que le prescribió un tratamiento farmacológico.

Los síntomas desaparecieron en dos semanas. Sin embargo, tres meses después subió cinco kilogramos y empezó a tener episodios frecuentes de ansiedad, palpitaciones y sudoración. Los síntomas desaparecían al consumir alimentos. En uno de tales episodios, Pedro se encontraba fuera de casa y, además de las molestias antes descritas, estaba somnoliento y confundido, por lo que requirió la ayuda de un tercero para regresar a casa. Ante esto, buscó atención especializada.

Al momento de la consulta, su glucemia era de 40 mg/dl, hipoglucemia que en su caso era causada por el medicamento que estaba tomando. El médico evaluó su estilo de vida y las enfermedades concomitantes con su diabetes. Los estudios demostraron que tenía daño renal incipiente (albuminuria) y retinopatía diabética no proliferativa, con lo cual Pedro se dio cuenta de que el tratamiento de la diabetes no se basa meramente en la toma de un medicamento.

Modificó su alimentación con el apoyo de un licenciado en nutrición: disminuyó el consumo de tortillas a dos piezas al día, eliminó jugos y refrescos, e incluyó un plato de verduras (en sopa, cocidas o en ensalada) en cada comida. Debido a su gusto por las mascotas, combinó el ejercicio con paseos y entrenamiento para sus dos perros. Asimismo, inició un tratamiento para reducir sus concentraciones de colesterol y controlar su presión arterial.

Se volvió autosuficiente en el manejo de la diabetes: aprendió a hacer ajustes en su alimentación y su actividad física de acuerdo con sus concentraciones de glucosa (camina una hora, cinco días a la semana), y no tiene limitaciones para realizar sus actividades cotidianas. Desde entonces acude a una evaluación médica una o dos veces al año, y en la mayoría de las visitas ha alcanzado los objetivos del tratamiento. Actualmente, a sus 81 años, Pedro se encuentra asintomático.

Durante los 27 años que ha vivido con diabetes no ha tenido hospitalizaciones ni complicaciones atribuibles al padecimiento; su daño renal se mantiene estable y el daño en la retina no ha requerido un tratamiento específico (como la fotocoagulación con láser). Su experiencia nos muestra que es posible vivir con diabetes muchos años sin que haya un deterioro en la calidad de vida.

La diabetes no tiene por qué ser un factor que limite tus actividades ni tu pronóstico de vida. Pedro asumió la responsabilidad de su salud, aprendió a tomar decisiones informadas y oportunas, y esto le permite mantener la diabetes en control, sin alterar su presupuesto.

Retos y oportunidades

Los principales tres retos a superar para controlar enfermedades crónicas no transmisibles (ECNT) como la diabetes son el hecho de que: *1)* existe un número creciente de casos en riesgo, *2)* un porcentaje alto de casos carece de diagnóstico, y *3)* la efectividad del tratamiento es insuficiente. Cada reto requiere un conjunto de medidas en particular, adoptadas por la sociedad en general. Es necesario confrontar la diabetes y otras enfermedades crónicas con estrategias transversales y acciones complementarias.[6]

No existe una acción o programa que por sí solo pueda controlar el impacto de la enfermedad. Las propuestas para lidiar con la diabetes deben ser la suma de un conjunto de acciones simultáneas capaces de generar un efecto benéfico para todos los estratos de la población, ya sea que vivan con diabetes y deban controlar la evolución de su padecimiento, o estén en riesgo de sufrir la enfermedad.

Centrar los esfuerzos en la creación de una alimentación saludable dejaría sin atención suficiente a las personas que ya viven con diabetes o sufren complicaciones crónicas derivadas. Por otra parte, llevamos años invirtiendo en los centros de alta especialidad donde se atienden casos de difícil control, pero la estrategia ha demostrado ser insuficiente, ya que no impide el crecimiento de la cifra de casos de diabetes ni evita la aparición de dichas complicaciones. En el año 2000 la Organización Mundial de la Salud (OMS) propuso un plan global para la prevención y el tratamiento de las ECNT (incluyendo la diabetes y la obesidad), con tres componentes:

- Vigilancia epidemiológica
- Promoción de la salud
- Servicios asistenciales

En 2013 se presentó una actualización del documento con líneas de acción para el periodo 2013-2020. El proyecto de plan de acción "aporta una hoja de ruta para que la comunidad mundial pueda actuar de forma coordinada y coherente, [...] ofrece un menú de intervenciones costo-efectivas y de opciones de política para prevenir y controlar las enfermedades no transmisibles".[7]

La OMS propuso la creación de un consejo a nivel del poder ejecutivo como paso inicial, donde se acuerden las acciones para determinar los factores ambientales moduladores del estilo de vida, los planes para garantizar el acceso a los servicios de salud, el desarrollo de políticas públicas y la organización de reuniones con tomadores de decisiones a nivel regional, local y federal.

Unidades de este tipo funcionan en Sri Lanka, la región Asia-Pacífico y Estados Unidos. En este último caso, los Centros para la Detección y el Control de Enfermedades alojan al Centro Nacional para la Prevención de las Enfermedades Crónicas y la Promoción de la Salud, encargado de generar los programas nacionales contra la diabetes, junto con los Institutos Nacionales de Salud. En México no existe una institución equiparable a una unidad nacional que atienda las ECNT. Tal responsabilidad recae en el Centro Nacional de Programas Preventivos y Control de Enfermedades (Cenaprece) de la Subsecretaría de Prevención y Control de Enfermedades de la Secretaría de Salud. Sin embargo, no cuenta con los recursos para iniciar ni coordinar un programa nacional contra la diabetes. Por ende, es necesario que los diversos proveedores de salud consideren la creación de centros que funcionen como coordinadores, estrategas y gestores de los métodos para mitigar el impacto social de la enfermedad.

La Academia Nacional de Medicina, como consultor del gobierno federal, presentó en el año 2016 un catálogo de acciones que, dada la evidencia disponible y su factibilidad, podían mitigar el impacto social causado por la diabetes.[8] Sus conceptos básicos siguen siendo vigentes e implementables, y el listado incluye iniciativas que podrían aplicarse a nivel federal, estatal o local, solo que la responsabilidad de su implementación no se limita a los gobiernos ni a los sistemas nacionales de salud, pues se identifican también áreas donde el sector privado, los académicos y las organizaciones no gubernamentales necesitan asumir su papel.

Se exponen acciones articuladas diseñadas para modificar los aspectos ambientales que determinan el crecimiento en el número de nuevos casos, detectar y empoderar a las personas en riesgo para disminuir las probabilidades de tener hiperglucemia, además de brindar atención eficaz basada en intervenciones consideradas costo-eficaces y paliar las consecuencias de las complicaciones crónicas. Al conjuntar las acciones en una estrategia, es posible generar un abordaje transversal y longitudinal capaz de modificar diversas etapas de la evolución de la enfermedad.

Cada estrato de la población requerirá un conjunto de acciones basadas en su riesgo, ya que no existe una acción única que pueda resolver la diabetes, como muestra la figura siguiente:

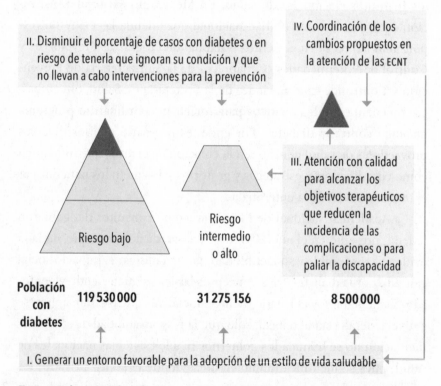

Fuente: Carlos A. Aguilar-Salinas, Sergio Hernández Jiménez, Mauricio Hernández Ávila, Juan Eugenio Hernández Ávila (eds.), "Acciones para enfrentar la diabetes. Documento de postura", Conacyt, 2015.

Entre las propuestas destacan:

1. Generar portafolios de intervenciones (conjunto de acciones médicas descritas en un manual de procedimientos que puedan implementar profesionales de la salud, aun cuando no sean especialistas) estructurados contra condiciones específicas (obesidad, pie diabético y otras complicaciones crónicas) o para el manejo de la diabetes en estratos de la población donde sea insuficiente el tratamiento estándar. Los portafolios se deben generar con la mejor evidencia disponible y los debe hacer un equipo multidisciplinario, ya que es necesario poder exportar las intervenciones a todas las unidades del sector salud.

2. Generar herramientas que estimulen el autocuidado, compartidas con todos los componentes del sistema nacional de salud. Por ejemplo, portales de internet, aplicaciones, audiolibros, cursos interactivos y nuevas tecnologías para el empoderamiento de los pacientes y los sujetos en riesgo de sufrir diabetes. Otras opciones son herramientas que ayuden a médicos y pacientes a tomar decisiones, o instrumentos que estimulen la adherencia a los tratamientos.

3. Optimizar los recursos existentes mediante la reorganización de los servicios, por ejemplo, basar la prestación de servicios en el tipo de intervención (en vez del tipo de paciente), organizar equipos hospitalarios para manejar la hiperglucemia, mejorar la operación de consultas grupales usando manuales de procedimiento, usar indicadores homogéneos y unificar las políticas de comunicación en salud usando estrategias útiles para el empoderamiento de la población, entre otros.

4. Otorgar una posición prioritaria a la capacitación del médico de primer contacto.

Las 100 acciones identificadas como viables se agruparon en los objetivos indicados en el siguiente cuadro:[9]

Acciones prioritarias para el control de la diabetes en diversos grupos de la población

Población general	Población en riesgo	Personas que viven con diabetes
Campaña de concientización que empodere a la población y le ayude a resolver las barreras que le impiden tener un estilo de vida saludable.	Escrutinio oportuno de la diabetes y las condiciones que le preceden en cada visita médica y en los sitios de trabajo.	Aplicación homogénea de estándares y recursos de tratamiento.
Contar con fuentes confiables de información para adoptar un estilo de vida saludable (por ejemplo, un portal nacional o programas educativos adaptados a las características de la población).	Programas estandarizados de prevención coordinados en centros comunitarios y unidades médicas de primer contacto.	Creación e implementación de portafolios para el aprendizaje y la implementación de intervenciones estandarizadas por parte de personal no especializado.
Apoyo a la lactancia materna.		Acceso a programas educativos sobre diabetes.
Evaluaciones anuales de salud por parte del médico de primer contacto.		

Otro material de referencia que sería preciso consultar es el "Documento *Lancet* sobre la diabetes",[10] el cual representa el trabajo de 27 expertos en el tema a lo largo de cuatro años (2016 a 2020), y en el cual se desarrollan recomendaciones para que toda la población reduzca su riesgo de tener diabetes y tome acciones para prevenir la enfermedad.

Un alto porcentaje del manuscrito se dedica a comentar los métodos que pueden implementar los países en desarrollo, el impacto de la inequidad y las opciones de solución. Se identifican las intervenciones que han demostrado reducir la mortalidad de las personas con diabetes, como el control de la glucemia, la presión arterial y el colesterol LDL; el uso sistemático de estatinas y antihipertensivos (inhibidores de enzima convertidora o antagonistas del receptor de angiotensina), y la detección oportuna o el tratamiento de la nefropatía diabética.

Aunado a esto, el documento toma como ejemplo a países que han llevado a cabo las acciones propuestas, incluyendo datos para México, Brasil y Latinoamérica. La heterogeneidad de la diabetes impide que el mismo paquete de medidas se pueda aplicar a todos los países, por lo que lo ideal sería tener estudios socioeconómicos, registros nacionales y modelos matemáticos locales para elegir las acciones que tendrán mayor impacto en nuestro país.

En México no existe todavía una intervención que por sí misma mitigue el impacto de la diabetes. No obstante, existen ejemplos de éxito, muestra de esfuerzos personales y profesionales, que merecen ser difundidos y pueden ser replicados, como es el caso del Centro de Atención Integral del Paciente con Diabetes (Caipadi), del Instituto Nacional de Ciencias Médicas y Nutrición, una organización que surgió en junio de 2014 con la misión de "Mejorar la calidad de vida de los pacientes con diabetes por medio de una intervención estructurada que busca el empoderamiento del individuo para modificar sus conductas y creencias de su padecimiento por periodos prolongados, utilizando los estándares internacionales de tratamiento".[11]

Recibió el reconocimiento como centro de excelencia por parte de la Federación Internacional de Diabetes, ya que se trata de una escuela que aporta conocimientos y prácticas para vivir con diabetes sin perder la calidad de vida, motivando y entrenando a los pacientes para que sean autosuficientes en el control de su enfermedad. Sus procedimientos permiten que en una visita se lleven a cabo todas las intervenciones y evaluaciones requeridas, lo que resulta en un ahorro para el paciente y para el instituto.

Su población objetivo son las personas diagnosticadas en los cinco años previos a su solicitud de ingreso, que se encuentran libres de complicaciones mayores y no fuman (marcador de mala adherencia al tratamiento). La intervención incluye una evaluación médica, nutricional, de actividad física, psicológica/psiquiátrica, ortopédica, oftalmológica y dental. Incluye evaluaciones individuales y grupales, con la participación de un familiar (elegido por el paciente).

En cuatro visitas se logra el empoderamiento y se diseña un programa de manejo a largo plazo, el cual implementará el médico que refirió al paciente al Caipadi. Se refuerzan los conocimientos y las actitudes con mensajes de texto, correos electrónicos y visitas después de seis meses y un año.

En la actualidad, la contingencia ocasionada por el covid-19 no fue un obstáculo para continuar con la atención. Los servicios se transfirieron a contactos en línea, lo cual ha fortalecido el funcionamiento del centro. El equipo ha atendido ya a más de 2000 pacientes, y otras instituciones mexicanas empiezan a replicar sus métodos, abriendo camino hacia un futuro donde logremos controlar por completo esta enfermedad.

La diabetes tipo 2 es uno de los mayores retos que vive nuestro país. Su crecimiento acelerado se explica por la interacción de un estilo de vida inadecuado en una población con una susceptibilidad genética para sufrirla. Sin embargo, los factores ambientales son el aspecto más importante, por lo que la solución queda en nuestras manos. En suma, todos tenemos la oportunidad de detener el impacto de la diabetes: a título personal, adoptando un estilo de vida que disminuya el riesgo de tener enfermedades crónicas, y si vives con diabetes, siendo el protagonista de tu atención. A nivel familiar, actuando como ejemplo para quienes te rodean, demostrando que las decisiones individuales cotidianas no deben estar determinadas por el entorno, sino por el interés de cuidar el bienestar propio y de los demás.

Se han logrado más avances en el conocimiento y el tratamiento de la diabetes en las últimas tres décadas que en los dos siglos previos. Nunca antes habíamos contado con recursos para prevenir las complicaciones, pero poner en práctica este nuevo conocimiento depende de nosotros. El primer paso es informarse, asumir la responsabilidad del autocuidado y tomar las riendas del problema. La corrección de nuestro estilo de vida y la aplicación adecuada del tratamiento es una labor diaria que tiene un solo protagonista: tú. Nadie podrá evitar que sufras un deterioro en tu calidad o expectativa de vida sin tu participación. El camino de la prevención de las complicaciones es pleno en obstáculos y desviaciones, pero siempre existe la opción de retomar el camino correcto. El destino es un envejecimiento saludable, libre de secuelas causadas por la diabetes. La decisión y el futuro están en tus manos.

Agradecimientos

Expreso mi gratitud a la casa editorial, su equipo de trabajo, mis profesores, el Instituto Nacional de Ciencias Médicas y Nutrición, mis pacientes y mi familia.

Esta obra está dedicada a mi esposa, Rita Angélica Gómez Díaz, mi compañera de vida.

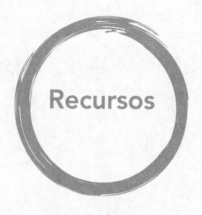

Recursos

Existen múltiples portales donde se puede obtener la información:

American Diabetes Association (diabetes.org)
ASweetLife.org
BehavioralDiabetesInstitute.org
ChildrenwithDiabetes.com
DiabetesDad.org
DiabetesDaily.com
DiabetesMine.com
DiabetesSisters.org
DiabeticConnect.com
Diatribe.org
dLife.com
EsTuDiabetes.org
Fit4D.com
Insulindependence.org
JDRF.org
Joslin.org

MayoClinic.com

Mendosa.com

QuantiaMD.com

SocialDiabetes.com (usuarios de insulina)

WebMD.com

SocialDiabetes.com (usuarios de insulina)

WebMD.com

Para personas con diabetes tipo 1:

MyGlu.org

Juvenation.org

PatientsLikeMe.com

TypeOneNation.org

TuDiabetes.org

Social diabetes (aplicación)

Recursos nacionales:

Centro de Atención Integral para Pacientes con Diabetes (Caipadi), del Instituto Nacional de Ciencias Médicas y Nutrición https://www.incmnsz.mx/opencms/contenido/departamentos/CAIPaDi/

Federación Mexicana de Diabetes (http://fmdiabetes.org/).

Sociedad Mexicana de Nutrición y Endocrinología (https://endocrino logia.org.mx/pacientes-temas.php).

En particular, resalto dos portales. El primero es el del Caipadi, que menciono arriba, ya que cuenta con diversos instrumentos educati-vos (videos, presentaciones descargables, infografías y textos de ac-ceso libre) que cubren cada uno de los contenidos de un programa de educación sobre la diabetes. Además, cuenta con cuestionarios de autoevaluación útiles para medir el progreso de la implementación de los cuidados. El segundo portal es Alimentación para la Salud (www. alimentacionysalud.unam.mx), una colaboración entre la UNAM (Programa Universitario de Investigación en Salud), el Tec de Monterrey y el Instituto Nacional de Ciencias Médicas y Nutrición. En él encontrarás gran cantidad de infografías y textos sobre cómo adoptar una alimentación saludable y tener un estilo de vida que evite la aparición de enfermedades crónicas.

Existen libros especializados en la educación del paciente con diabetes, entre ellos *Viviendo con diabetes. Un manual práctico*, de la Sociedad Mexicana de Nutrición y Endocrinología, editado por las doctoras Roopa Mehta y Paloma Almeda (Instituto Nacional de Ciencias Médicas y Nutrición). Es un complemento a la obra que tienes en tus manos.

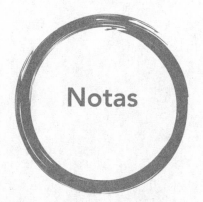

Notas

Capítulo 1

1. O. Bello y C. A. Aguilar-Salinas, "Diabetes in Latin America", en *Diabetes Mellitus in Developing Countries and Underserved Communities*, S. Dagogo-Jack (ed.), Springer, Estados Unidos, 2017, pp. 101-126.
2. J. A. Córdova Villalobos, J. A. Barriguete Meléndez, A. Lara Esqueda *et al.*, "Chronic Non-Communicable Diseases in Mexico: Epidemiologic Synopsis and Integral Prevention", *Salud Pública de México*, vol. 50, 2008, pp. 419-427. Consultado en <https://pubmed.ncbi.nlm.nih.gov/18852939>.
3. J. A. Rull, C. A. Aguilar-Salinas, R. Rojas *et al.*, "Epidemiology of Type 2 Diabetes in Mexico", *Archives of Medical Research*, vol. 36, 2005, pp. 188-196.
4. A. Basto Abreu, T. Barrientos Gutiérrez, R. Rojas Martínez *et al.*, "Prevalence of Diabetes and Poor Glycemic Control in Mexico: Results from Ensanut 2016", *Salud Pública de México*, vol. 62, núm. 1, enero-febrero de 2020, pp. 50-59.
5. N. Stefan, "Causes, Consequences, and Treatment of Metabolically Unhealthy Fat Distribution", *Lancet Diabetes Endocrinology*, vol. 8, núm. 7, julio de 2020, pp. 616-627.
6. C. A. Aguilar-Salinas, R. Rojas, J. M. Ríos Torres *et al.*, "The Metabolic Syndrome: A Concept in Evolution", *Archives of Medical Research*, vol. 36, 2005, pp. 223-231.

7. G. C. Weir, J. Gaglia y S. Bonner-Weir, "Inadequate β-Cell Mass Is Essential for the Pathogenesis of Type 2 Diabetes", *Lancet Diabetes Endocrinology*, vol. 8, núm. 3, marzo de 2020, pp. 249-256.

8. A. Misra, N. Sattar, N. Tandon *et al.*, "Clinical Management of Type 2 Diabetes in South Asia", *Lancet Diabetes Endocrinology*, vol. 6, núm. 12, diciembre de 2018, pp. 979-991.

9. Y. Castillo Núñez, C. A. Aguilar-Salinas, C. O. Mendívil *et al.*, "Consenso del Grupo de Tareas de la Asociación Latinoamericana de Diabetes (ALAD) sobre el diagnóstico y manejo de la dislipidemia diabética", *ALAD*, vol. 8, 2018, pp. 118-140. C. A. Aguilar-Salinas y P. Aschner (coords.), "Guías ALAD sobre el diagnóstico, control y tratamiento de la diabetes mellitus tipo 2 con medicina basada en evidencia edición 2019", *ALAD*, vol. 9, suplemento 1, 2019, pp. 1-125.

10. C. M. Dayan, M. Korah, D. Tatovic *et al.*, "Changing the Landscape for Type 1 Diabetes: The First Step to Prevention", *Lancet*, vol. 394, núm. 10205, 5 de octubre de 2019, pp. 1286-1296.

11. R. W. Beck, R. M. Bergenstal, L. M. Laffel y J. C. Pickup, "Advances in Technology for Management of Type 1 Diabetes", *Lancet*, vol. 394, núm. 10205, 5 de octubre de 2019, pp. 1265-1273.

12. N. Martínez Cruz, A. M. C. Rapisarda, K. P. Soriano Ortega *et al.*, "Perinatal Outcomes in Mexican Women with Untreated Mild-Gestational Diabetes Mellitus Diagnosed by the International Association of Diabetes and Pregnancy Study Groups Criteria", *Diabetes, Metabolic Syndrome, and Obesity*, vol. 12, 16 de diciembre de 2019, pp. 2667-2674.

13. INEGI, "Características de las defunciones registradas en México durante 2018", comunicado de prensa 538/19, 31 de octubre de 2019. Consultado en <https://www.inegi.org.mx/contenidos/saladeprensa/boletines/2019/EstSociodemo/DefuncionesRegistradas2019.pdf>.

14. *Idem*.

15. IMSS, "Enfermedad vascular cerebral (EVC), entre las primeras causas de muerte", comunicado de prensa 455, octubre de 2019. Consultado en <http://www.imss.gob.mx/prensa/archivo/201910/455>.

16. INEGI, "Características de las defunciones registradas en México durante 2018", *op. cit.*

17. J. Alegre Díaz, W. Herrington, M. López-Cervantes *et al.*, "Diabetes and Cause-Specific Mortality in Mexico City", *New England Journal of Medicine*, vol. 375, núm. 20, 17 de noviembre de 2016, pp. 1961-1971.

18. N. H. Wacher, R. A. Gómez Díaz, I. de Jesús Ascencio Montiel *et al.*, "Type 1 Diabetes Incidence in Children and Adolescents in Mexico: Data

from a Nation-Wide Institutional Register During 2000-2018", *Diabetes Research and Clinical Practice*, 30 de noviembre de 2019, p. 107949.

19. C. A. Aguilar-Salinas, G. Olaiz, V. Valles *et al.*, "High Prevalence of Low HDL Cholesterol Concentrations and Mixed Hyperlipidemia in a Mexican Nation-Wide Survey", Journal of Lipid Research, vol. 42, 2001, pp. 1298-1307. R. Rojas, C. A. Aguilar-Salinas, A. Jiménez *et al.*, "Metabolic Syndrome in Mexican Adults. Results from the National Health and Nutrition Survey 2006", Salud Pública de México, vol. 52, suplemento 1, 2010, pp. S11-S18. Teresa Shamah-Levy *et al.*, "Sobrepeso y obesidad en niños y adolescentes en México, actualización de la Encuesta Nacional de Salud y Nutrición de Medio Camino 2016", Salud Pública de México, vol. 60, 2018, pp. 244-253, consultado en <https://ensanut.insp.mx/en cuestas/ensanut2016/doctos/analiticos/Obesidad.pdf>. R. Rojas Martínez, C. A. Aguilar-Salinas, A. Jiménez Corona *et al.*, "Prevalence of Obesity and Metabolic Syndrome Components in Mexican Adults Without Type 2 Diabetes or Hypertension", Salud Pública de México, vol. 54, núm. 1, febrero de 2012, pp. 7-12. A. Basto Abreu, T. Barrientos Gutiérrez, R. Rojas Martínez et al., "Prevalence of Diabetes and Poor Glycemic Control in Mexico: Results from Ensanut 2016", *op. cit.* INEGI-Instituto Nacional de Salud Pública-Secretaría de Salud, "Encuesta nacional de salud y nutrición de 2018", consultado en <https://ensanut.insp.mx/en cuestas/ensanut2018/doctos/informes/ensanut_2018_presentacion_re sultados.pdf>. Instituto Nacional de Salud Pública-Secretaría de Salud, "Encuesta nacional de salud y nutrición de 2021. Sobre covid-19. Resultados nacionales", consultado en <https://www.insp.mx/resources/ima ges/stories/2022/docs/220801_Ensa21_digital_29julio.pdf>.

20. Instituto Nacional de Salud Pública/Secretaría de Salud, "Encuesta nacional de salud y nutrición de 2021. Sobre covid-19. Resultados nacionales". Consultado en <https://www.insp.mx/resources/images/stories/2022/docs/220801_Ensa21_digital_29julio.pdf>.

21. International Diabetes Federation, "Atlas de la diabetes de la FID", novena edición, 2019. Consultado en <https://diabetesatlas.org/upload/reso urces/material/20200302_133352_2406-IDF-ATLAS-SPAN-BOOK. pdf>.

22. A. Tricco, N. Ivers, J. Grimshaw *et al.*, "Effectiveness of Quality Improvement Strategies on the Management of Diabetes: A Systematic Review and Meta-Analysis", *Lancet*, vol. 379, 2012, pp. 2252-2261.

23. A. Basto Abreu, T. Barrientos Gutiérrez, R. Rojas Martínez *et al.*, "Prevalence of Diabetes and Poor Glycemic Control in Mexico: Results from Ensanut 2016", *op. cit.*

24. INEGI/Instituto Nacional de Salud Pública/Secretaría de Salud, "Encuesta nacional de salud y nutrición de 2018", *op. cit.*

25. C. A. Aguilar-Salinas, O. Velázquez Monroy, F. J. Gómez Pérez *et al.*, "Characteristics of Patients with Type 2 Diabetes in Mexico: Results from a Large Population-Based Nationwide Survey", *Diabetes Care*, vol. 26, 2003, pp. 2021-2026.

26. R. Mehta, M. E. del Moral y C. A. Aguilar-Salinas, "Epidemiología de la diabetes en el anciano", *Revista de Investigación Clínica*, vol. 62, 2010, pp. 305-311.

27. R. Rojas Martínez, C. A. Aguilar-Salinas, A. Jiménez Corona *et al.*, "Prevalence of Obesity and Metabolic Syndrome Components in Mexican Adults Without Type 2 Diabetes or Hypertension", *op. cit.* A. Basto Abreu, T. Barrientos Gutiérrez, R. Rojas Martínez *et al.*, "Prevalence of Diabetes and Poor Glycemic Control in Mexico: Results from Ensanut 2016", *op. cit.*

28. R. Irving, M. T. Tusié Luna, J. Mills *et al.*, "Early Onset Type 2 Diabetes in Jamaica and in Mexico: Opportunities Derived from an Interethnic Study", *Revista de Investigación Clínica*, vol. 63, núm. 2, 2011, pp. 198-209.

29. C. A. Aguilar-Salinas, R. Rojas, J. F. Gómez Pérez *et al.*, "Early Onset Type 2 Diabetes in a Mexican, Population-Based, Nation-Wide Survey", *American Journal of Medicine*, vol. 113, 2002, pp. 569-574.

30. E. García García, C. A. Aguilar-Salinas, M. T. Tusié Luna *et al.*, "Early Onset Type 2 Diabetes in Mexico", *Israel Medical Association Journal*, vol. 4, 2002, pp. 444-448.

31. O. Arellano Campos, D. V. Gómez Velasco, O. Y. Bello Chavolla *et al.*, "Development and Validation of a Predictive Model for Incident Type 2 Diabetes in Middle-Aged Mexican Adults: The Metabolic Syndrome Cohort", *BMC Endocrine Disorders*, vol. 19, núm. 1, 28 de abril de 2019, p. 41.

32. S. Yuan y S. C. Larsson, "An Atlas on Risk Factors for Type 2 Diabetes: A Wide-Angled Mendelian Randomization Study", *Diabetologia*, vol. 63, núm. 11, noviembre de 2020, pp. 2359-2371.

33. R. C. Ma y J. C. Chan, "Type 2 Diabetes in East Asians: Similarities and Differences with Populations in Europe and the United States", *Annals of the New York Academy of Science*, vol. 1281, núm. 1, abril de 2013, pp. 64-91.

34. Instituto Nacional de Salud Pública/Secretaría de Salud, "Encuesta nacional de salud y nutrición de 2021. Sobre covid-19. Resultados nacionales", *op. cit.*

35. *Idem.*

36. S. Yuan y S. C. Larsson, "An Atlas on Risk Factors for Type 2 Diabetes: A Wide-Angled Mendelian Randomization Study", *op. cit.*

37. Consorcio SIGMA, A. L. Williams, S. B. Jacobs, H. Moreno Macías *et al.*, "Sequence Variants in SLC16A11 Are Common Risk Factor for Type 2 Diabetes in Mexico", *Nature*, vol. 506, núm. 7486, 6 de febrero de 2014, pp. 97-101.

38. V. Rusu, E. Hoch, J. M. Mercader *et al.*, "Type 2 Diabetes Variants Disrupt Function of SLC16A11 through Two Distinct Mechanisms", *Cell*, vol. 170, núm. 1, 29 de junio de 2017, pp. 199-212.

39. P. Almeda Valdés, V. D. Gómez Velasco, O. Arellano Campos *et al.*, "The *SLC16A11* Risk Haplotype Is Associated with Decreased Insulin Action, Higher Serum Hepatic Transaminases and Large-Sized Adipocytes", *European Journal of Endocrinology*, vol. 180, núm. 2, 1° de febrero de 2019, pp. 99-107.

40. K. Estrada, I. Aukrust, L. Bjørkhaug *et al.*, "Association of a Low-Frequency Variant in HNF1Awith Type 2 Diabetes in a Latino Population", *JAMA*, vol. 311, núm. 22, 2014, pp. 2305-2314.

41. INEGI/Instituto Nacional de Salud Pública/Secretaría de Salud, "Encuesta nacional de salud y nutrición de 2018", *op. cit.*

42. *Idem.*

43. C. A. Aguilar-Salinas, "Las enfermedades crónicas no transmisibles, el principal problema de salud en México", *Salud Pública de México*, vol. 55, suplemento 2, 2013. Consultado en <http://www.scielo.org.mx/scie lo.php?script=sci_arttext&pid=S0036-36342013000800035>.

44. Y. Arnold, M. Licea y L. Castelo, "Diabetes mellitus y tuberculosis", *Revista Peruana de Epidemiología*, vol. 16, núm. 2, agosto de 2012, p. 78. Consultado en <https://www.redalyc.org/pdf/2031/203124632003.pdf>.

45. R. Irving, M. T. Tusié Luna, J. Mills *et al.*, "Early Onset Type 2 Diabetes in Jamaica and in Mexico: Opportunities Derived from an Interethnic Study", *op. cit.*

46. INEGI/Instituto Nacional de Salud Pública/Secretaría de Salud, "Encuesta nacional de salud y nutrición de 2018", *op. cit.*

47. A. Basto Abreu, T. Barrientos Gutiérrez, R. Rojas Martínez *et al.*, "Prevalence of Diabetes and Poor Glycemic Control in Mexico: Results from Ensanut 2016", *op. cit.*

48. INEGI/Instituto Nacional de Salud Pública/Secretaría de Salud, "Encuesta nacional de salud y nutrición de 2018", *op. cit.*

49. *Idem.*

50. *Idem.*

51. *Idem.*

52. *Idem.*
53. *Idem.*
54. A. Basto Abreu, T. Barrientos Gutiérrez, R. Rojas Martínez *et al.*, "Prevalence of Diabetes and Poor Glycemic Control in Mexico: Results from Ensanut 2016", *op. cit.*
55. *Idem.*
56. J. R. Rodríguez Moctezuma, J. M. López Carmona, J. A. Rodríguez Pérez *et al.*, "Características epidemiológicas de pacientes con diabetes en el Estado de México", *Revista Médica del Instituto Mexicano del Seguro Social*, vol. 41, 2003, pp. 383-392. C. González Villalpando, M. E. González Villalpando, D. Rivera Martínez *et al.*, "Incidence and Progression of Diabetic Retinopathy in Low-Income Population of Mexico City", Revista de Investigación Clínica, vol. 51, 1999, pp. 141-150.
57. E. O. Graue Hernández, D. Rivera de la Parra, S. Hernández Jiménez *et al.*, "Prevalence and Associated Risk Factors of Diabetic Retinopathy and Macular Oedema in Patients Recently Diagnosed with Type 2 Diabetes", *BMJ Open Ophthalmology*, vol. 5, núm. 1, 10 de marzo de 2020, p. e000304.
58. M. Barraza Lloréns, V. Guajardo Barrón, J. Picó, R. García *et al.*, "Carga económica de la diabetes mellitus en México, 2013", Fundación Mexicana para la Salud, julio de 2015. Consultado en <https://funsalud.org.mx/wp-content/uploads/2019/11/Carga-Economica-Diabetes-en-Mexico-2013.pdf>. R. A. Rodríguez Bolaños, L. M. Reynales Shigematsu, J. A. Jiménez Ruíz *et al.*, "Costos directos de atención médica en pacientes con diabetes mellitus tipo 2 en México: análisis de microcosteo", *Revista Panamericana de Salud Pública*, vol. 28, núm. 6, 2010, pp. 412-420.
59. A. Arredondo y E. de Icaza, "The Cost of Diabetes in Latin America: Evidence from Mexico", *Value Health*, vol. 14, núm. 5, suplemento 1, 2011, pp. S85-S88.

Capítulo 2

1. C. A. Aguilar-Salinas, O. Velázquez Monroy, F. J. Gómez Pérez *et al.*, "Characteristics of Patients with Type 2 Diabetes in Mexico: Results from a Large Population-Based Nationwide Survey", *Diabetes Care*, vol. 26, 2003.
2. International Diabetes Federation, "Atlas de diabetes 2019". Consultado en <https:// www.diabetesatlas.org>.
3. Cuéntame de México, "Población rural y urbana", INEGI. Consultado en <http://cuentame.inegi.org.mx/poblacion/rur_urb.aspx?tema=P>.

4. Instituto Nacional de Salud Pública-Secretaría de Salud, "Encuesta nacional de salud y nutrición 2006". Consultado en <https://ensanut.insp. mx/encuestas/ensanut2006/doctos/informes/ensanut2006.pdf>.

5. *Idem.*

6. J. Navarro Ramírez, "Efecto del consumo de fibra en la dieta del paciente diabético", *Revista Médica de Costa Rica y Centroamérica*, vol. 69, núm. 600, 2012, pp. 21-23. Consultado en <https://www.binasss.sa.cr/revistas/ rmcc/600/art5.pdf>.

7. K. Hager y D. Mozaffarian, "The Promise and Uncertainty of Fruit and Vegetable Prescriptions in Health Care", *Journal of Nutrition*, 6 de octubre de 2020, p. nxaa283.

8. P. Qin, Q. Li, Y. Zhao *et al.*, "Sugar and Artificially Sweetened Beverages and Risk of Obesity, Type 2 Diabetes Mellitus, Hypertension, and All-Cause Mortality: A Dose-Response Meta-Analysis of Prospective Cohort Studies", *European Journal of Epidemiology*, vol. 35, núm. 7, julio de 2020, pp. 655-671.

9. V. L. Choo, E. Viguiliouk, S. Blanco Mejía *et al.*, "Food Sources of Fructose-Containing Sugars and Glycaemic Control: Systematic Review and Meta-Analysis of Controlled Intervention Studies", *BMJ*, vol. 363, 21 de noviembre de 2018, p. k4644.

10. I. Sisa, E. Abeyá-Gilardon, R. M. Fisberg *et al.*, "Impact of Diet on CVD and Diabetes Mortality in Latin America and the Caribbean: A Comparative Risk Assessment Analysis", *Public Health Nutrition*, 3 de junio de 2020, pp. 1-15.

11. INEGI/Instituto Nacional de Salud Pública/Secretaría de Salud, "Encuesta nacional de salud y nutrición de 2018". Consultado en <https://ensanut. insp.mx/encuestas/ensanut2018/doctos/informes/ensanut_2018_presenta cion_resultados.pdf>.

12. A. Papadaki, E. Nolen Doerr y C. S. Mantzoros, "The Effect of the Mediterranean Diet on Metabolic Health: A Systematic Review and Meta-Analysis of Controlled Trials in Adults", *Nutrients*, vol. 12, núm. 11, 30 de octubre de 2020, p. E3342.

13. D. Steinberg, G. G. Bennett y L. Svetkey, "The DASH Diet, 20 Years Later", *JAMA*, vol. 317, núm. 15, 18 de abril de 2017, pp. 1529-1530.

14. M. Flores, N. Macías, M. Rivera *et al.*, "Dietary Patterns in Mexican Adults Are Associated with Risk of Being Overweight or Obese", vol. 140, núm. 10, octubre de 2010, pp. 1869-1873.

15. *Idem.*

16. V. Miller, P. Webb, R. Micha *et al.*, "Global Dietary Database", *Lancet Planet Health*, vol. 4, núm. 8, agosto de 2020, pp. e352-e370.

17. Organización Mundial de la Salud, "Estrategia mundial sobre régimen alimentario, actividad física y salud". Consultado en <http://www.who.int/dietphysicalactivity/pa/es/index.html>.

18. C. Medina, L. Tolentino Mayo, R. López Ridaura et al., "Evidence of Increasing Sedentarism in Mexico City During the Last Decade: Sitting Time Prevalence, Trends, and Associations with Obesity and Diabetes", PLoS ONE, vol. 12, núm. 12, 2017, p. e0188518.

19. Instituto Nacional de Salud Pública-Secretaría de Salud, "Encuesta nacional de salud y nutrición de 2021. Sobre covid-19. Resultados nacionales". Consultado en <https://www.insp.mx/resources/images/stories/2022/docs/220801_Ensa21_digital_29julio.pdf>.

20. H. C. Yeh, B. B. Duncan, M. I. Schmidt et al., "Smoking, Smoking Cessation, and Risk for Type 2 Diabetes Mellitus: A Cohort Study", Annals of Internal Medicine, vol. 152, núm. 1, 2010, pp. 10-17.

21. L. Jin, Y. Huang, Y. Bi et al., "Association Between Alcohol Consumption and Metabolic Syndrome in 19,215 Middle Aged and Elderly Chinese", Diabetes Research and Clinical Practice, vol. 92, núm. 3, 2011, pp. 386-392.

22. E. P. Cherniack, N. Buslach y H. F. Lee, "The Potential Effects of Caffeinated Beverages on Insulin Sensitivity", Journal of the American College of Nutrition, vol. 37, núm. 2, febrero de 2018, pp. 161-167.

23. K. M. Khan, R. Chakraborty, J. Bundschuh et al., "Health Effects of Arsenic Exposure in Latin America: An Overview of the Past Eight Years of Research", Science of the Total Environment, vol. 710, 25 de marzo de 2020, p. 136071.

24. O. Arellano Campos, D. V. Gómez Velasco, O. Y. Bello Chavolla et al., "Development and Validation of a Predictive Model for Incident Type 2 Diabetes in Middle-Aged Mexican Adults: The Metabolic Syndrome Cohort", BMC Endocrine Disorders, vol. 19, núm. 1, 28 de abril de 2019, p. 41.

25. N. G. Boule, A. Tremblay, J. González Barranco et al., "Insulin Resistance and Abdominal Adiposity in Young Men with Documented Malnutrition During the First Year of Life", International Journal of Obesity, vol. 57, 2003, pp. 598-604.

26. P. Saravanan, Grupo de Trabajo de la Diabetes en el Embarazo, Grupo de Estudio de Medicina Clínica Maternal y Colegio Real de Obstetras y Ginecólogos, "Gestational Diabetes: Opportunities for Improving Maternal and Child Health", Lancet Diabetes and Endocrinology, vol. 8, núm. 9, septiembre de 2020, pp. 793-800.

27. C. A. Aguilar-Salinas y P. Aschner (coords.), "Guías ALAD sobre el diagnóstico, control y tratamiento de la diabetes mellitus tipo 2 con medicina

basada en evidencia edición 2019", *ALAD*, vol. 9, suplemento 1, 2019, pp. 1-125.

28. O. Arellano Campos, D. V. Gómez Velasco, O. Y. Bello Chavolla *et al.*, "Development and Validation of a Predictive Model for Incident Type 2 Diabetes in Middle-Aged Mexican Adults: The Metabolic Syndrome Cohort", *op. cit.*

29. R. M. Carrillo Larco, D. J. Aparcana Granda, J. R. Mejía *et al.* "FRINDSIC in Latin America: A Systematic Review of Diagnosis and Prognosis Models", *BMJ Open Diabetes Research & Care*, vol. 8, núm. 1, abril de 2020, p. e001169.

30. D. M. Nathan, P. H. Bennett, J. P. Crandall *et al.*, "Does Diabetes Prevention Translate into Reduced Long-Term Vascular Complications of Diabetes?", *Diabetologia*, vol. 62, núm. 8, agosto de 2019, pp. 1319-1328.

31. V. R. Aroda, C. A. Christophi, S. L. Edelstein *et al.*, "The Effect of Lifestyle Intervention and Metformin on Preventing or Delaying Diabetes Among Women with and Without Gestational Diabetes: The Diabetes Prevention Program Outcomes Study 10-Year Follow-Up", *The Journal of Clinical Endocrinology and Metabolism*, vol. 100, núm. 4, abril de 2015, pp. 1646-1653.

32. E. A. Walker, J. S. González, M. T. Tripputi *et al.*, "Long-Term Metformin Adherence in The Diabetes Prevention Program Outcomes Study", *BMJ Open Diabetes Research & Care*, vol. 8, núm. 1, octubre de 2020, p. e001537.

33. A. Ramachandran, C. Snehalatha, S. Mary *et al.*, "The Indian Diabetes Prevention Programme Shows That Lifestyle Modification and Metformin Prevent Type 2 Diabetes in Asian Indian Subjects with Impaired Glucose Tolerance (IDPP-1)", *Diabetologia*, vol. 49, núm. 2, febrero de 2006, pp. 289-297.

Capítulo 3

1. R. Ferriz, A. Sicilia y M. J. Lirola, "Cuestionario de la motivación para adoptar un estilo de vida saludable", *Behavioral Psychology*, vol. 25, núm. 1, enero de 2017. Consultado en <https://go.gale.com/ps/i.do?id=GALE%7CA523394189&sid=googleScholar&v=2.1&it=r&linkaccess=abs&issn=11329483&p=IFME&sw=w&userGroupName=anon%7E7cfc21fd>.

2. Organización Mundial de la Salud, "Health Promotion Glossary", 1998, p. 16. Consultado en <https://www.who.int/healthpromotion/about/HPR%20Glossary%201998.pdf>.

3. W. Luczynski, B. Glowinska-Olszewska y A. Bossowski, "Empowerment in the Treatment of Diabetes and Obesity", *Journal of Diabetes Research*, 2016, p. 5671492.
4. D. V. Gómez Velasco, P. Almeda Valdés, A. J. Martagón *et al.*, "Empowerment of Patients with Type 2 Diabetes: Current Perspectives", *Diabetes, Metabolic Syndrome, and Obesity*, vol. 12, 6 de agosto de 2019, pp. 1311-1321.
5. S. Bautista, M. L. Velasco, R. Castellanos *et al.*, "Diabetes Education and Its Determinants in a Mexican Population", *The Diabetes Educator*, vol. 25, 1999, pp. 374-381.
6. Michigan Medicine, Universidad de Michigan, "Diabetes Empowerment Scale-Short Form (DES-SF). Versión en español". Consultado en <https://medicine.umich.edu/sites/default/files/downloads/DES-SF_Spanish.pdf>.
7. Joslin Diabetes Center, "Problem Areas in Diabetes Questionnaire (PAID)", 1999. Consultado en <https://www.huskyhealthct.org/providers/provider_postings/diabetes/PAID_problem_areas_in_diabetes_questionnaire.pdf>.
8. S. Wharton, D. C. W. Lau, M. Vallis *et al.*, "Obesity in Adults: A Clinical Practice Guideline", *Canadian Medical Association Journal*, vol. 192, núm. 31, 4 de agosto de 2020, pp. E875-E891.
9. W. S. Leslie, I. Ford, N. Sattar *et al.*, "The Diabetes Remission Clinical Trial (DiRECT): Protocol for A Cluster Randomized Trial", *BMC Family Practice*, vol. 17, 16 de febrero de 2016, p. 20.
10. M. Peyrot, K. K. Burns, M. Davies *et al.*, "Diabetes Attitudes Wishes and Needs 2 (DAWN2): A Multinational, Multi-Stakeholder Study of Psychosocial Issues in Diabetes and Person-Centred Diabetes Care", *Diabetes Research and Clinical Practice*, vol. 99, núm. 2, febrero de 2013, pp. 174-184.
11. R. M. Anderson y M. M. Funnell, "Patient Empowerment: Myths and Misconceptions", *Patient Education and Counseling*, vol. 79, núm. 3, 2010, pp. 277-282.
12. S. A. Eisenstat, K. Ulman, A. L. Siegal *et al.*, "Diabetes Group Visits: Integrated Medical Care and Behavioral Support to Improve Diabetes Care and Outcomes from A Primary Care Perspective", *Current Diabetes Reports*, vol. 13, 2013, pp. 177-187.
13. K. M. Knight, T. Dornan y C. Bundy, "The Diabetes Educator: Trying Hard, but Must Concentrate More on Behavior", *Diabetic Medicine*, vol. 23, 2006, pp. 485-501.
14. M. Kaufer-Horwitz, L. Tolentino Mayo, A. Jáuregui *et al.*, "A Front-Of-Pack Labelling System For Food And Beverages For Mexico: A Strategy

Of Healthy Decision-Making", Salud Pública de México, vol. 60, núm. 4, julio-agosto de 2018, pp. 479-486.

15. A. Romo Romo, C. A. Aguilar-Salinas, G. X. Brito Córdova et al., "Sucra-lose Decreases Insulin Sensitivity in Healthy Subjects: A Randomized Controlled Trial", American Journal of Clinical Nutrition, vol. 108, núm. 3, 1° de septiembre de 2018, pp. 485-491.

16. A. Romo Romo, C. A. Aguilar-Salinas, R. A. Gómez Díaz et al., "Non-Nutritive Sweeteners: Evidence on their Association with Metabolic Diseases and Potential Effects on Glucose Metabolism and Appetite", Revista de Investigación Clínica, vol. 69, núm. 3, mayo-junio de 2017, pp. 129-138.

17. K. Piercy, R. Troiano, R. Ballard et al., "The Physical Activity Guidelines for Americans", JAMA, vol. 320, núm. 19, 2018, pp. 2020-2028.

18. E. L. Sutton, "Insomnia", Medical Clinics of North America, vol. 98, núm. 3, mayo de 2014, pp. 565-581.

19. F. J. Gómez Pérez, C. A. Aguilar-Salinas, P. Almeda Valdés et al., "HbA1c for the Diagnosis of Diabetes Mellitus in a Developing Country. A Position Article", Archives of Medical Research, vol. 41, 2010, pp. 302-308.

20. L. Monnier, H. Lapinski y C. Colette, "Contributions of Fasting and Post-prandial Plasma Glucose Increments to the Overall Diurnal Hyperglycemia of Type 2 Diabetic Patients: Variations with Increasing Levels of HbA(1c)", Diabetes Care, vol. 26, 2003, pp. 881-885.

21. Asociación Americana de la Diabetes, "Glycemic Targets: Standards of Medical Care in Diabetes-2018", Diabetes Care, vol. 43, suplemento 1, enero de 2020, pp. S55-S64.

22. Grupo de Estudio de las Acciones para el Control del Riesgo Cardio-vascular, H. C. Gerstein, M. E. Miller, R. P. Byington et al., "Effects of Intensive Glucose Lowering in Type 2 Diabetes", New England Journal of Medicine, vol. 358, 2008, pp. 2545-2559.

23. P. López, "Cómo realizar una medición de glucemia capilar", YouTube, 15 de septiembre de 2012, 3:34 minutos. Consultado en <https://www.youtube.com/watch?v=DfHWLfiz9MI>.

24. L. M. Welschen, E. Bloemendal, G. Nijpels et al., "Self-Monitoring of Blood Glucose in Patients with Type 2 Diabetes Who Are Not Using In-sulin: A Systematic Review", Diabetes Care, vol. 28, 2005, pp. 1510-1517.

25. Asociación Americana de la Diabetes, "Glycemic Targets: Standards of Medical Care in Diabetes-2021", Diabetes Care, vol. 46, suplemento 1, enero de 2021, p. S171.

26. G. Bray, W. Geisel, A. Afshin et al., "The Science of Obesity Management: An Endocrine Society Scientific Statement", Endocrine Reviews, vol. 39, núm. 2, 2018, pp. 79-132.

27. T. LaMoia y G. Shulman, "Cellular and Molecular Mechanisms of Metformin Action", *Endocrine Reviews*, 8 de septiembre de 2020, p. bnaa023.

28. A. Consoli, L. Czupryniak, R. Duarte *et al.*, "Positioning Sulphonylureas in a Modern Treatment Algorithm for Patients with Type 2 Diabetes: Expert Opinion from a European Consensus Panel", *Diabetes, Obesity, and Metabolism*, vol. 22, núm. 10, octubre de 2020, pp. 1705-1713.

29. C. A. Aguilar-Salinas y P. Aschner (coords.), "Guías ALAD sobre el diagnóstico, control y tratamiento de la diabetes mellitus tipo 2 con medicina basada en evidencia edición 2019", *ALAD*, vol. 9, suplemento 1, 2019, pp. 1-125.

30. A. Ota y N. P. Ulrih, "An Overview of Herbal Products and Secondary Metabolites Used for Management of Type Two Diabetes", *Frontiers in Pharmacology*, vol. 8, 6 de julio de 2017, p. 436.

31. B. Gallwitz, "Clinical Use of DPP-4 Inhibitors", *Frontiers in Endocrinology*, vol. 10, p. 389.

32. M. C. Honigberg, L. S. Chang, D. K. McGuire *et al.*, "Use of Glucagon-Like Peptide-1 Receptor Agonists in Patients with Type 2 Diabetes and Cardiovascular Disease: A Review", *JAMA Cardiology*, vol. 5, núm. 10, 1° de octubre de 2020, pp. 1182-1190.

33. D. K. McGuire, W. J. Shih, F. Cosentino *et al.* "Association of SGLT2 Inhibitors with Cardiovascular and Kidney Outcomes in Patients with Type 2 Diabetes: A Meta-Analysis", *JAMA Cardiology*, vol. 6, núm. 2, 1° de febrero de 2021, pp. 148-158.

34. R. A. DeFronzo, S. Inzucchi, M. Abdul-Ghani *et al.*, "Pioglitazone: The Forgotten, Cost-Effective Cardioprotective Drug for Type 2 Diabetes", *Diabetes and Vascular Disease Research*, vol. 16, núm. 2, pp. 133-143.

35. C. A. Aguilar-Salinas y P. Aschner (coords.), "Guías ALAD sobre el diagnóstico, control y tratamiento de la diabetes mellitus tipo 2 con medicina basada en evidencia edición 2019", *op. cit.*

36. A. Peters, A. J. Ahmann, I. Hirsch *et al.*, "Advances in Glucose Monitoring and Automated Insulin Delivery: Supplement to Endocrine Society Clinical Practice Guidelines", *Journal of the Endocrine Society*, vol. 2, 2018, pp. 1214-1225.

37. Asociación Americana de la Diabetes, "Glycemic Targets: Standards of Medical Care in Diabetes-2021", *op. cit.*

38. C. A. Aguilar-Salinas, R. Mehta y R. A. Gómez-Díaz, "Evidence-Based Medicine and the Selection of Lipid-Lowering Therapy in Type 2 Diabetes", *Current Diabetes Report*, vol. 12, núm. 3, junio de 2012, pp. 221-223.

39. M. Sevilla, C. A. Aguilar-Salinas, L. Muñoz Hernández *et al.*, "Identification of a Threshold to Discriminate Fasting Hypertriglyceridemia with

Postprandial Values", *Lipids in Health and Disease*, vol. 17, núm. 1, 18 de julio de 2018, p. 156.

40. J. P. Després, I. Lemieux, G. R. Dagenais *et al.*, "HDL-Cholesterol as a Marker of Coronary Heart Disease Risk: The Quebec Cardiovascular Study", *Atherosclerosis*, vol. 153, núm. 2, diciembre de 2000, pp. 263-272.

41. B. A. Ference, H. N. Ginsberg, I. Graham *et al.*, "Low-Density Lipoproteins Cause Atherosclerotic Cardiovascular Disease. 1. Evidence from Genetic, Epidemiologic, and Clinical Studies. A Consensus Statement from the European Atherosclerosis Society Consensus Panel", *European Heart Journal*, vol. 38, núm. 32, 21 de agosto de 2017, pp. per2459-2472.

42. F. Mach, C. Baigent, A. L. Catapano *et al.*, "2019 ESC/EAS Guidelines for the Management of Dyslipidaemias: Lipid Modification to Reduce Cardiovascular Risk", *European Heart Journal*, vol. 41, núm. 1, 1° de enero de 2020, pp. 111-188.

43. *Idem.*

44. O. Y. Bello Chavolla, A. Kuri García, M. Ríos Ríos *et al.*, "Familial Combined Hyperlipidemia: Current Knowledge, Perspectives, and Controversies", *Revista de Investigación Clínica*, vol. 70, núm. 5, 2018, pp. 224-236.

45. C. A. Aguilar-Salinas, "Hipercolesterolemia familiar", *Revista de Investigación Clínica*, vol. 53, 2001, pp. 254-265.

46. O. Y. Bello Chavolla, A. Kuri García, M. Ríos Ríos *et al.*, "Familial Combined Hyperlipidemia: Current Knowledge, Perspectives, and Controversies", *op. cit.*

47. C. A. Aguilar-Salinas y M. J. Chapman, "Remnant Lipoproteins: Are They Equal to or More Atherogenic than LDL?", *Current Opinion in Lipidology*, vol. 31, núm. 3, junio de 2020, pp. 132-139.

48. C. Baigent, A. Keech y P. M. Kearney, "Efficacy and Safety of Cholesterol Lowering Treatment: Prospective Meta-Analysis of Data from 90,056 Participants in 14 Randomized Trials of Statins", *Lancet*, vol. 366, 2005, pp. 1267-1278.

49. E. Bruckert, P. Giral, P. Tellier *et al.*, "Perspectives in Cholesterol Therapy: The Role of Ezetimibe, a New Selective Inhibitor of Intestinal Cholesterol Absorption", *Circulation*, vol. 107, 2003, pp. 3124-3128.

50. Z. Reiner, "PCSK9 Inhibitors in Clinical Practice: Expectations and Reality", *Atherosclerosis*, vol. 270, 2018, pp. 187-188.

51. M. Jun, C. Foote, J. Lv *et al.*, "Effects of Fibrates on Cardiovascular Outcomes: A Systematic Review and Meta-Analysis", *Lancet*, vol. 375, núm. 9729, 2010, pp. 1875-1884.

52. C. A. Aguilar-Salinas, F. J. Gómez Pérez, I. Lerman *et al.*, "Diagnóstico y tratamiento de las dislipidemias; postura de la Sociedad Mexicana de Nutrición y Endocrinología", *Revista de Endocrinología y Nutrición*, vol. 12, 2004, pp. 7-41.

53. L. Kłosiewicz-Latoszek, B. Cybulska y P. Tyszko, "Current State-of-the-Art Knowledge on the Role of Omega-3 Fatty Acids in the Prevention of Cardiovascular Disease", Annals of Agricultural and Environmental Medicine, vol. 27, núm. 4, 22 de diciembre, 2020, pp. 519-525.

54. S. J. Nicholls, A. M. Lincoff, M. García *et al.*, "Effect of High-Dose Omega-3 Fatty Acids vs Corn Oil on Major Adverse Cardiovascular Events in Patients at High Cardiovascular Risk: The STRENGTH Randomized Clinical Trial", *JAMA*, vol. 324, núm. 22, 8 de diciembre de 2020, pp. 2268-2280.

55. P. K. Whelton, R. M. Carey, W. S. Aronow *et al.*, "2017. ACC/AHA/AAPA/ABC/ACPM/AGS/APhA/ASH/ASPC/NMA/PCNA Guideline for the Prevention, Detection, Evaluation, and Management of High Blood Pressure in Adults: Executive Summary: A Report of the American College of Cardiology/American Heart Association Task Force on Clinical Practice Guidelines", *Circulation*, vol. 138, núm. 17, 23 de octubre de 2018, pp. e426-e483.

56. Asociación Americana de la Diabetes, "Glycemic Targets: Standards of Medical Care in Diabetes-2021", *op. cit.*

57. *Idem.*

58. "Effects of Ramipril on Cardiovascular and Microvascular Outcomes in People with Diabetes Mellitus: Results of the HOPE Study and micro-HOPE Substudy", *Lancet*, vol. 355, 2000, pp. 253-259.

59. L. H. Lindholm, H. Ibsen, B. Dahlöf *et al.*, "Cardiovascular Morbidity and Mortality in Patients with Diabetes in the Losartan Intervention for Endpoint Reduction in Hypertension Study (LIFE): A Randomized Trial Against Atenolol", *Lancet*, vol. 359, 2002, pp. 1004-1010.

Capítulo 4

1. J. Alegre Díaz, W. Herrington, M. López-Cervantes *et al.*, "Diabetes and Cause-Specific Mortality in Mexico City", New England Journal of Medicine, vol. 375, núm. 20, 17 de noviembre de 2016, pp. 1961-1971.

2. W. G. Herrington, J. Alegre Díaz, R. Wade *et al.*, "Effect of Diabetes Duration and Glycaemic Control on 14-Year Cause-Specific Mortality in Mexican Adults: A Blood-Based Prospective cohort Study, *Lancet Diabetes Endocrinology*, vol. 6, núm. 6, junio de 2018, pp. 455-463.

3. C. A. Aguilar-Salinas y P. Aschner (coords.), "Guías ALAD sobre el diagnóstico, control y tratamiento de la diabetes mellitus tipo 2 con medicina basada en evidencia edición 2019", *ALAD*, vol. 9, suplemento 1, 2019, pp. 1-125.

4. *Idem.*

5. I. Blumer y M. Clement, "Type 2 Diabetes, Hypoglycemia, and Basal Insulins: Ongoing Challenges", *Clinical Therapeutics*, vol. 39, núm. 8S2, agosto de 2017, pp. S1-S11.

6. J. Freeman, "Management of Hypoglycemia in Older Adults with Type 2 Diabetes", *Postgraduate Medical Journal*, vol. 131, núm. 4, mayo de 2019, pp. 241-250.

7. A. M. Tourkmani, T. J. Alharbi, A. M. B. Rsheed *et al.*, "Hypoglycemia in Type 2 Diabetes Mellitus Patients: A Review Article", *Diabetes & Metabolic Syndrome*, vol. 12, núm. 5, septiembre de 2018, pp. 791-794.

8. R. Silbert, A. Salcido Montenegro, R. Rodríguez Gutiérrez *et al.*, "Hypoglycemia Among Patients with Type 2 Diabetes: Epidemiology, Risk Factors, and Prevention Strategies", *Current Diabetes Report*, vol. 18, núm. 8, 21 de junio de 2018, pp. 53-59.

9. T. R. Einarson, A. Acs, C. Ludwig *et al.*, "Prevalence of Cardiovascular Disease in Type 2 Diabetes: A Systematic Literature Review of Scientific Evidence from Across the World in 2007-2017", *Cardiovascular Diabetology*, vol. 17, núm. 1, 8 de junio de 2018, p. 83.

10. G. Murtaza, H. U. H. Virk, M. Khalid *et al.*, "Diabetic Cardiomyopathy. A Comprehensive Updated Review", *Progress in Cardiovascular Disease*, vol. 62, núm. 4, julio-agosto de 2019, pp. 315-326.

11. A. V. Haas y M. E. McDonnell, "Pathogenesis of Cardiovascular Disease in Diabetes", *Endocrinology & Metabolism Clinics of North America*, vol. 47, núm. 1, marzo de 2018, pp. 51-63.

12. V. Vaidya, N. Gangan y J. Sheehan, "Impact of Cardiovascular Complications Among Patients with Type 2 Diabetes Mellitus: A Systematic Review", *Expert Review of Pharmacoeconomics & Outcomes Research*, vol. 15, núm. 3, junio de 2015, pp. 487-497.

13. R. Roussel, P. G. Steg, K. Mohammedi, M. Marre *et al.*, "Prevention of Cardiovascular Disease Through Reduction of Glycaemic Exposure in Type 2 Diabetes: A Perspective on Glucose-Lowering Interventions", *Diabetes, Obesity, and Metabolism*, vol. 20, núm. 2, febrero de 2018, pp. 238-244.

14. F. Mach, C. Baigent, A. L. Catapano *et al.*, "2019 ESC/EAS Guidelines for the Management of Dyslipidaemias: Lipid Modification to Reduce Cardiovascular Risk", *European Heart Journal*, vol. 41, núm. 1, 1° de enero de 2020, pp. 111-188.

15. C. E. Orringer, "The Absence of Coronary Calcium: Clinical and Therapeutic Implications for the Clinical Lipidologist", *Journal of Clinical Lipidology*, vol. 4, núm. 6, 2010, pp. 472-477.

16. O. Y. Bello Chavolla, N. E. Antonio Villa, A. Vargas Vázquez *et al.*, "Pathophysiological Mechanisms Linking Type 2 Diabetes and Dementia: Review of Evidence from Clinical, Translational and Epidemiological Research", *Current Diabetes Review*, vol. 15, núm. 6, 2019, pp. 456-470.

17. O. Y. Bello Chavolla, C. A. Aguilar-Salinas y J. A. Ávila Funes, "The Type 2 Diabetes-Specific Dementia Risk Score (DSDRS) Is Associated with Frailty, Cognitive and Functional Status Amongst Mexican Community-Dwelling Older Adults", *BMC Geriatrics*, vol. 20, núm. 1, 22 de septiembre de 2020, pp. 363-369.

18. D. F. Bandyk, "The Diabetic Foot: Pathophysiology, Evaluation, and Treatment", *Seminars in Vascular Surgery*, vol. 31, núms. 2-4, junio-diciembre de 2018, pp. 43-48.

19 J. Z. Lim, N. S. Ng y C. Thomas, "Prevention and Treatment of Diabetic Foot Ulcers", *Journal of the Royal Society of Medicine*, vol. 110, 2017, pp. 104-109.

20. A. Basto Abreu, T. Barrientos Gutiérrez, R. Rojas Martínez *et al.*, "Prevalence of Diabetes and Poor Glycemic Control in Mexico: Results from Ensanut 2016", *Salud Pública de México*, vol. 62, núm. 1, enero-febrero de 2020.

21. A. J. Pérez Panero, M. Ruiz Muñoz, A. I. Cuesta Vargas *et al.*, "Prevention, Assessment, Diagnosis, and Management of Diabetic Foot Based on Clinical Practice Guidelines: A Systematic Review", *Medicine (Baltimore)*, vol. 98, núm. 35, agosto de 2019, p. e16877.

22. N. Cisneros, I. Ascencio, V. Libreros *et al.*, "Índice de amputaciones de extremidades inferiores en pacientes con diabetes", *Revista Médica del Instituto Mexicano del Seguro Social*, vol. 54, 2016, pp. 472-479.

23. N. C. Schaper, G. Andros, J. Apelqvist *et al.*, "Specific Guidelines for the Diagnosis and Treatment of Peripheral Arterial Disease in a Patient with Diabetes and Ulceration of the Foot 2011", *Diabetes/Metabolism Research and Reviews*, vol. 28, suplemento 1, febrero de 2012, pp. 236-237.

24. C. A. Hinojosa, E. Boyer-Duck, J. E. Anaya Ayala *et al.*, "Impact of Revascularization and Factors Associated with Limb Salvage in Patients with Diabetic Foot", *Gaceta Médica de México*, vol. 154, 2018, pp. 190-197.

25. O. D. Ovalle Luna, I. A. Jiménez Martínez, R. A. Rascón Pacheco *et al.*, "Prevalencia de complicaciones de la diabetes y comorbilidades asociadas en medicina familiar del Instituto Mexicano del Seguro Social", *Gaceta Médica de México*, vol. 155, 2019, pp. 30-38.

26. R. Ghotaslou, M. Y. Memar y N. Alizadeh, "Classification, Microbiology, and Treatment of Diabetic Foot Infections", *Journal of Wound Care*, vol. 27, núm. 7, 2 de julio de 2018, pp. 434-441.

27. E. Cervantes García y P. M. Salazar Schettino, "Clinical and Surgical Characteristics of Infected Diabetic Foot Ulcers in a Tertiary Hospital of Mexico", *Diabetic Foot & Ankle*, vol. 8, 2017, p. 1367210.

28. Colaboración de Enfermedades Renales Crónicas GBD, "Global, Regional, and National Burden of Chronic Kidney Disease, 1990-2017: A Systematic Analysis for the Global Burden of Disease Study 2017", *Lancet*, vol. 395, núm. 10225, 2020, pp. 709-733.

29. Y. Lytvyn, P. Bjornstad, D. H. van Raalte *et al.*, "The New Biology of Diabetic Kidney Disease-Mechanisms and Therapeutic Implications", *Endocrine Reviews*, vol. 41, núm. 2, 2020, pp. 202-231.

30. Colaboración de Enfermedades Renales Crónicas GBD, "Global, Regional, and National Burden of Chronic Kidney Disease, 1990-2017: A Systematic Analysis for the Global Burden of Disease Study 2017", *op. cit.*

31. C. H. Lin, Y. C. Chang y L. M. Chuang, "Early Detection of Diabetic Kidney Disease: Present Limitations and Future Perspectives", *World Journal of Diabetes*, vol. 7, núm. 14, 25 de julio de 2016, pp. 290-301.

32. K. R. Tuttle, F. C. Brosius III, M. A. Cavender *et al.*, "SGLT2 Inhibition for CKD and Cardiovascular Disease in Type 2 Diabetes: Report of a Scientific Workshop Sponsored by the National Kidney Foundation", *American Journal of Kidney Diseases*, vol. 77, núm. 1, enero de 2021, pp. 94-109.

33. R. Z. Alicic, E. J. Cox, J. J. Neumiller *et al.*, "Incretin Drugs in Diabetic Kidney Disease: Biological Mechanisms and Clinical Evidence", *Nature Reviews Nephrology*, vol. 17, núm. 4, abril de 2021, pp. 227-244.

34. M. H. A. Muskiet, D. C. Wheeler y H. J. L. Heerspink, "New Pharmacological Strategies for Protecting Kidney Function in Type 2 Diabetes", *Lancet Diabetes Endocrinol*, vol. 7, núm. 5, mayo de 2019, pp. 397-412.

35. M. J. Gale, B. A. Scruggs y C. J. Flaxel, "Diabetic Eye Disease: A Review of Screening and Management Recommendations", *Clinical & Experimental Ophthalmology*, vol. 49, núm. 2, marzo de 2021, pp. 128-145.

36. L. Z. Heng, O. Comyn, T. Peto *et al.*, "Diabetic Retinopathy: Pathogenesis, Clinical Grading, Management, and Future Developments", *Diabetic Medicine*, vol. 30, núm. 6, junio de 2013, pp. 640-650.

37. J. B. Rosenberg e I. Tsui, "Screening for Diabetic Retinopathy", *New England Journal of Medicine*, vol. 376, núm. 16, 20 de abril de 2017, pp. 1587-1588.

38. N. Cheung, P. Mitchell y T. Y. Wong, "Diabetic Retinopathy", *Lancet*, vol. 376, núm. 9735, 10 de julio de 2010, pp. 124-136.

39. INEGI/Instituto Nacional de Salud Pública/Secretaría de Salud, "Encuesta nacional de salud y nutrición de 2018". Consultado en <https://ensanut.insp.mx/encuestas/ensanut2018/doctos/informes/ensanut_2018_presentacion_resultados.pdf>.

40. W. Wang y A. C. Y. Lo, "Diabetic Retinopathy: Pathophysiology and Treatments", *International Journal of Molecular Sciences*, vol. 19, núm. 6, 20 de junio de 2018, p. 1816.

41. H. El-Rami, R. Barham, J. K. Sun *et al.*, "Evidence-Based Treatment of Diabetic Retinopathy", *Seminars in Ophthalmology*, vol. 32, núm. 1, 2017, pp. 67-74.

42. A. Khan, I. N. Petropoulos, G. Ponirakis *et al.*, "Visual Complications in Diabetes Mellitus: Beyond Retinopathy", *Diabetic Medicine*, vol. 34, núm. 4, abril de 2017, pp. 478-484.

43. B. J. Song, L. P. Aiello y L. R. Pasquale, "Presence and Risk Factors for Glaucoma in Patients with Diabetes", *Current Diabetes Report*, vol. 16, núm. 12, diciembre de 2016, p. 124.

44. A. I. Vinik, M. L. Nevoret, C. Casellini *et al.*, "Diabetic Neuropathy", *Endocrinology & Metabolism Clinics of North America*, vol. 42, núm. 4, diciembre de 2013, pp. 747-787.

45. R. A. Malik, "Diabetic Neuropathy: A Focus on Small Fibres", *Diabetes/Metabolism Research and Reviews*, vol. 36, suplemento 1, marzo de 2020, p. e3255.

46. S. Tesfaye y G. Sloan, "Diabetic Polyneuropathy—Advances in Diagnosis and Intervention Strategies", *European Journal of Endocrinology*, vol. 16, núm. 1, abril de 2020, pp. 15-20.

47. W. H. Herman, R. Pop-Busui, B. H. Braffett *et al.*, "Use of the Michigan Neuropathy Screening Instrument as a Measure of Distal Symmetrical Peripheral Neuropathy in Type 1 Diabetes: Results from the Diabetes Control and Complications Trial/Epidemiology of Diabetes Interventions and Complications", *Diabetic Medicine*, vol. 29, núm. 7, julio de 2012, pp. 237-944. Consultado en <https://www.ncbi.nlm.nih.gov/pmc/articles/PMC3641573/>.

48. R. Pop-Busui, A. Boulton, E. Feldman *et al.*, "Diabetic Neuropathy: A Position Statement by the American Diabetes Association", *Diabetes Care*, vol. 40, núm. 1, enero de 2017, pp. 136-154.

49. E. Zakin, R. Abrams y D. M. Simpson, "Diabetic Neuropathy", *Seminars in Neurology*, vol. 39, núm. 5, octubre de 2019, pp. 560-569.

Capítulo 5

1. C. A. Aguilar-Salinas, S. Hernández Jiménez, M. Hernández Ávila *et al.* (eds.), "Acciones para enfrentar la diabetes. Documento de postura", Conacyt, 2015. Consultado en <http://www.anmm.org.mx/publicaciones/CAnivANM150/L15-Acciones-para-enfrentar-a-la-diabetes.pdf>.

2. J. C. N. Chan, L. L. Lim, N. J. Wareham *et al.*, "The *Lancet* Commission on Diabetes: Using Data to Transform Diabetes Care and Patient Lives", *The Lancet*, vol. 396, núm. 10267, 19 de diciembre de 2020, pp. 2019-2082. Consultado en <https://www.thelancet.com/journals/lancet/article/PIIS0140-6736(20)32374-6/fulltext>.

3. Lo puedes consultar en <www.healthypeople.gov/2020>.

4. D. Hunt, B. Hemmingsen, A. Matzke *et al.*, "The WHO_Global Diabetes Compact: A New Initiative to Support People Living with Diabetes", *Lancet Diabetes & Endocrinology*, vol. 9, núm. 6, junio de 2021, pp. 325-327.

5. Secretaría de Salud, "UIES. Unidad de Inteligencia Epidemiológica y Sanitaria", Gobierno de México, 23 de marzo de 2022. Consultado en <https://www.gob.mx/salud/acciones-y-programas/unidad-de-inteligencia-epidemiologica-y-sanitaria-uies>.

6. J. A. Córdova Villalobos, J. A. Barriguete Meléndez, A. Lara Esqueda *et al.*, "Chronic Non-Communicable Diseases in Mexico: Epidemiologic Synopsis and Integral Prevention", *op. cit.*

7. Organización Mundial de la Salud, "Global Action Plan for the Prevention and Control of Non-Communicable Diseases. 2013-2020". Consultado en <http://apps.who.int/iris/bitstream/handle/10665/94384/9789241506236_eng.pdf;jsessionid=2427304147EA9D74B01F42375FFE57DE?sequence=1>.

8. C. A. Aguilar-Salinas, S. Hernández Jiménez, M. Hernández Ávila *et al.* (eds.), "Acciones para enfrentar la diabetes. Documento de postura", *op. cit.*

9. *Idem.*

10. J. C. N. Chan, L. L. Lim, N. J. Wareham *et al.*, "The *Lancet* Commission on Diabetes: Using Data to Transform Diabetes Care and Patient Lives", *op. cit.*

11. Centro de Atención Integral del Paciente con Diabetes, "Misión", Gobierno de México. Consultado en <https://www.incmnsz.mx/opencms/contenido/departamentos/CAIPaDi/misionyvision.html>.

Toma el control de tu diabetes de Carlos Aguilar Salinas
se terminó de imprimir en el mes de junio de 2023
en los talleres de Diversidad Gráfica S.A. de C.V.
Privada de Av. 11 #1 Col. El Vergel, Iztapalapa,
C.P. 09880, Ciudad de México.